はじめに

　人体を扱う仕事に従事したり、従事しようと学んでいる方々にとって、どうしても重荷となってしまうのは、人体に関わる用語の多さとなじみのなさでしょう。確かに、用語には、普段、目にすることのない漢字や読みのわからない漢字が使われるため、初めて見たときには、何を指しているのか、想像さえつかないかもしれません。このような用語を憶えるコツの一つは、ともかく多くの用語に触れて、おぼろげながらも全体像を見てみることです。そして、何にどのような名称がつけられているかを確認してみてください。この本は、ページの順番通りに見ていく必要もありません。とりあえず、聞いたことがある、あるいは、知っている言葉を取っかかりにして、ページを開いてみてください。よく耳にする用語もあれば、見たことのある用語もあるでしょうし、初めて目にする用語もあるかもしれません。また、実際に現場で活躍しておられる方でも、普段使わない領域などでは、忘れてしまっている用語もあるでしょう。あやふやに覚えていたことを再確認するのにも便利に使えます。

　この本はいつでも携帯できるサイズになっています。電車やバスの中で広げるときはまわりの方に配慮したほうがいいかもしれませんが、仕事や勉強の休憩時間や就寝前のひとときなど、ちょっとした時間のある時に、開いてみてください。ポケットサイズの本というのは、ポケットに入れておくだけのものではなく、いつでも携帯して、取り出して見てもらうためのものなのです。そして、この本がきっかけとなり、もっと詳しい専門書をひもといてみようという気持ちをもってもらえれば幸いです。

橋本尚詞

本書の使い方

この本は、人体の形態や構造に関する解剖学の用語を簡単に調べることができます。よく使われる用語を、体の部位や器官ごとに見開きでまとめています。付属の赤シートを載せると、重要な用語が消えるので、解剖学の学習にも役立ちます。

❶章立て　テーマカラー
系統ごとに章を分け、各章はテーマカラーで区別されています。

❷ダイジェスト
見開きの内容が一目でわかります。

❸臓器マップ
見開きで取りあげている臓器が、からだのどこに位置するかを色で示しました。

❹拡大図
臓器の一部を拡大し、より詳細に示しました。

❺重要な用語
赤シートを載せると文字が消えるので、学習時に暗記や用語の確認に使えます。

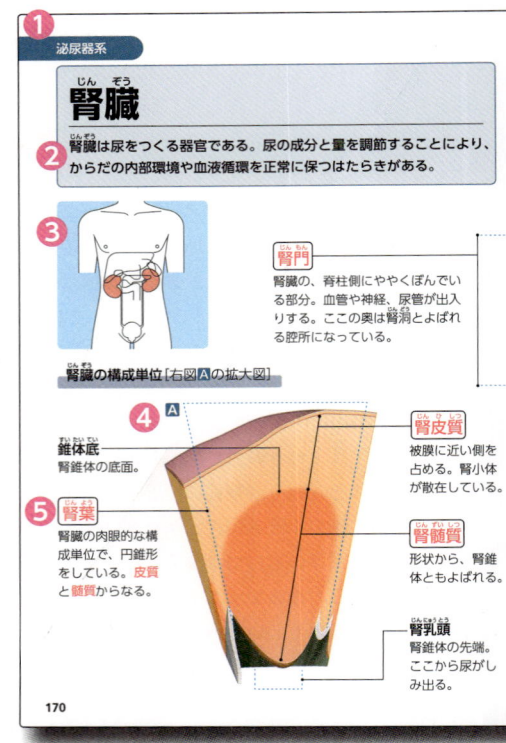

●**解剖学用語の漢字表記について**

解剖学で使われる用語は、日本解剖学会から発行される『解剖学用語』に定められています。しかし、その用語が一般に使われている字体とは異なる場合は、必ずしもその字体を用いなくてもよいとされています。本書では、より一般に使われる漢字を採用しています。

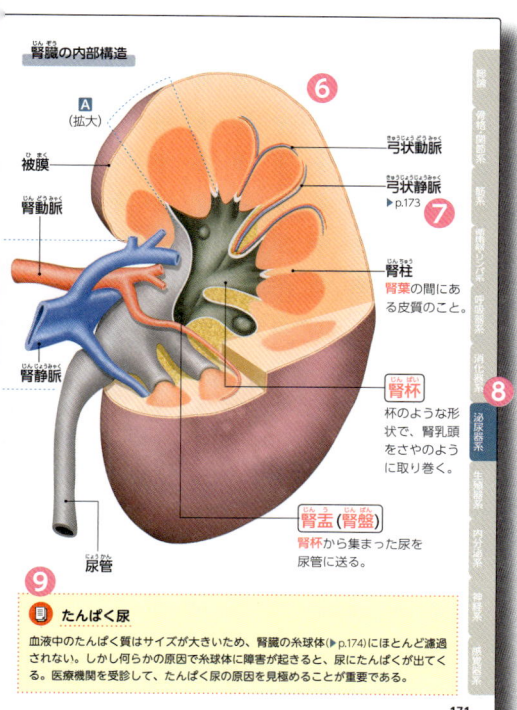

❻**精密な図版**

精密な器官の図版により、用語の理解が深まります。

❼**参考ページ**

この用語の解説があるページです。

❽**色分けされたインデックス**

テーマカラーで色分けされているので、検索する際に便利です。

❾**コラム**

見開きの内容に関連した臨床例や臨床用語などの知識を紹介しています。

※本書で解説した解剖用語についてさらに詳しく知りたい場合には、『ぜんぶわかる人体解剖図』(弊社刊)を参考にしてください。

目次

はじめに……………………… 1
本書の使い方………………… 2

部位別さくいん
頭部・頸部①………………… 8
頭部・頸部②………………… 10
胸部①………………………… 12
胸部②………………………… 14
腹部①………………………… 16
腹部②………………………… 18
上肢…………………………… 20
下肢…………………………… 22
コラム………………………… 24

第1章
総論

からだの区分と部位名称—1 …… 26
からだの区分と部位名称—2 …… 28
面や方向を示す用語 ………… 30
基本動作の名称—1 ………… 32
基本動作の名称—2 ………… 34
基本動作の名称—3 ………… 36
基本動作の名称—4 ………… 38
関節の種類と運動方向 ……… 40

第2章
骨格・関節系

全身のおもな骨格と関節 …… 42
頭蓋骨—1 …………………… 44
頭蓋骨—2 …………………… 46
脊柱・椎骨 …………………… 48
胸郭 …………………………… 50
上肢骨・手の骨 ……………… 52
骨盤 …………………………… 54
下肢骨・足の骨 ……………… 56
関節の構造 …………………… 58
骨の構造 ……………………… 60
骨の形状と区別 ……………… 62

第3章
筋系

全身のおもな筋肉 …………… 64
頭部の筋肉—1 ……………… 66
頭部の筋肉—2 ……………… 68
頸部の筋肉 …………………… 70
胸部の筋肉 …………………… 72
腹部の筋肉 …………………… 74
背部の筋肉—1 ……………… 76
背部の筋肉—2 ……………… 78
上肢の筋肉(前面) …………… 80
上肢の筋肉(後面) …………… 82
手の筋肉と腱 ………………… 84
下肢の筋肉(前面) …………… 86

下肢の筋肉（後面） ········ 88
足の筋肉と腱 ············ 90
筋肉の構造 ·············· 92
筋肉の種類 ·············· 94

第4章
循環器・リンパ系

肺循環と体循環 ·········· 96
心臓の構造 ·············· 98
心臓に分布する血管 ····· 100
心臓の弁の構造 ········· 102
刺激伝導系 ············· 104
体幹部のおもな動脈 ····· 106
体幹部のおもな静脈 ····· 108
上肢・下肢のおもな動脈 ··· 110
上肢・下肢のおもな静脈 ··· 112
頭部の動脈 ············· 114
頭部の静脈（硬膜静脈洞） ·· 116
胎児の血液循環 ········· 118
血管の構造と血液の成分 ·· 120
全身のリンパ管 ········· 122
リンパ器官 ············· 124
リンパ節の構造 ········· 126

第5章
呼吸器系

呼吸器系の概要 ········· 128
鼻腔 ··················· 130
咽頭・喉頭 ············· 132
気管・気管支 ··········· 134
肺 ····················· 136
肺胞の構造 ············· 138
胸部の横断面 ··········· 140

第6章
消化器系

消化器系の概要 ········· 142
口腔 ··················· 144
舌 ····················· 146
歯 ····················· 148
咽頭と食道 ············· 150
胃 ····················· 152
小腸（十二指腸） ········ 154
小腸（空腸・回腸） ······ 156
大腸 ··················· 158
肝臓・胆嚢 ············· 160
肝小葉 ················· 162
膵臓 ··················· 164
腹部の横断面 ··········· 166

第7章
泌尿器系

泌尿器系の概要 ········· 168
腎臓 ··················· 170
腎小体・尿細管 ········· 172
腎小体の構造 ··········· 174

第8章
生殖器系

女性生殖器—1 ……………… 176
女性生殖器—2 ……………… 178
男性生殖器 ………………… 180
精巣の構造 ………………… 182

第9章
内分泌系

おもな内分泌器官 …………… 184
ホルモンの分泌器官—1 ……… 186
ホルモンの分泌器官—2 ……… 188
ホルモンの分泌器官—3 ……… 190

第10章
神経系

神経系の概要 ………………… 192
脊髄 …………………………… 194
脳(間脳・脳幹) ……………… 196
脳(大脳辺縁系と大脳基底核)
 ……………………………… 198
脳(大脳皮質) ………………… 200
脳(脳を守るしくみ) ………… 202
脳神経 ………………………… 204
頭部の神経 …………………… 206
上肢と下肢の神経 …………… 208
自律神経系 …………………… 210

神経細胞の構造 ……………… 212
末梢神経の神経線維束 ……… 214

第11章
感覚器系

眼球の構造 …………………… 216
ものが見えるしくみ ………… 218
眼球付属器 …………………… 220
耳の構造 ……………………… 222
聴覚と平衡感覚 ……………… 224
味覚器と嗅覚器 ……………… 226
皮膚 …………………………… 228
皮膚感覚器 …………………… 230

巻末資料
解剖用語でよく使われる漢字と意味
 ……………………………… 232

●
さくいん ……………………… 238
参考文献 ……………………… 271

本書は原則として2011年5月現在の情報に基づき編集しています。

部位別さくいん

1つの部位の中には、異なる系統に分類される器官がいくつも存在しています。ここでは、代表的な器官と解説ページを、部位ごとに一目でわかるように紹介しています。

部位別さくいん

▶▶ 頭部・頸部①

●骨格・関節系
頭蓋骨 ………………… 44
脊柱・椎骨 …………… 48

●筋系
頭部の筋肉1
　（顔面表情筋）…… 66
頸部の筋肉 …………… 70
背部の筋肉1 ………… 76

●呼吸器系
鼻腔 …………………… 130

●消化器系
口腔 …………………… 144
歯 ……………………… 148

●感覚器系
眼球の構造 …………… 216
眼球付属器 …………… 220
耳の構造 ……………… 222
味覚器と嗅覚器
　……………………… 226
皮膚 ………… 228, 230

感覚器系
眼球付属器
（がんきゅうふぞくき）
▶ p.220

感覚器系
眼球
（がんきゅう）
▶ p.216

感覚器系
耳
（みみ）
▶ p.222

消化器系
口腔
（こうくう）
▶ p.144

呼吸器系・感覚器系
鼻腔
（びくう）
▶ p.130, 226

感覚器系
皮膚
（ひふ）
▶ p.228

8

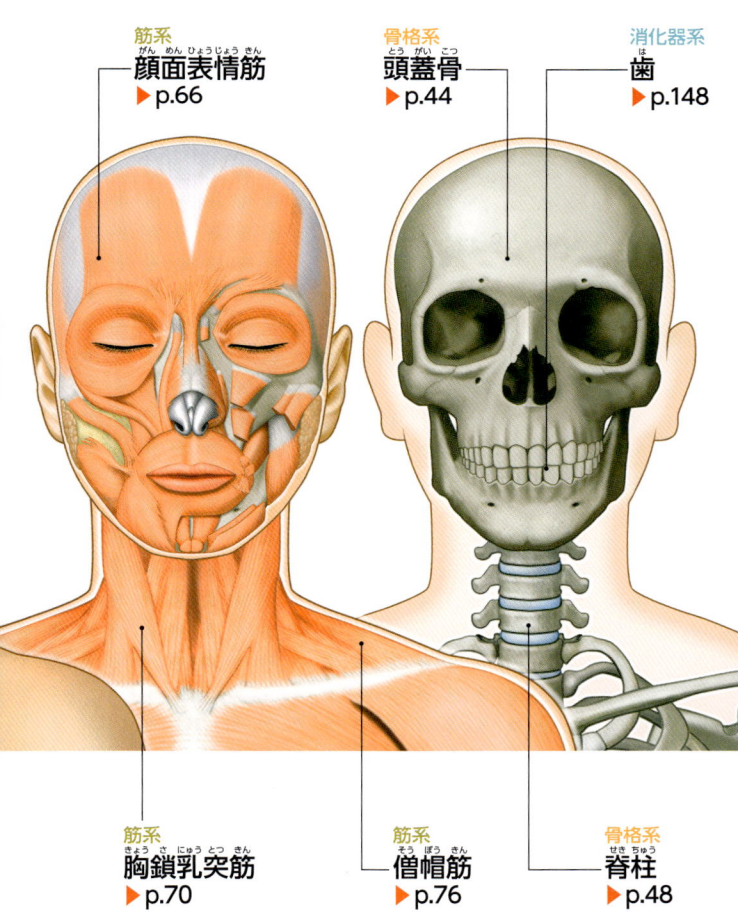

部位別さくいん
▶▶ 頭部・頸部②

● 骨格・関節系
頭蓋骨 …………… 44
脊柱・椎骨 ……… 48

● 筋系
頭部の筋肉 2
　（顔面表情筋）… 68
頸部の筋肉 … 70
背部の筋肉 1 … 76

● 循環器・リンパ系
頭部の動脈 … 114
リンパ器官 … 124

● 呼吸器系
鼻腔 …………… 130
咽頭・喉頭 …… 132

● 消化器系
口腔 …………… 144

● 内分泌系
下垂体 ………… 187

● 神経系
脊髄 …………… 194
脳 ……… 196–205
頭部の神経 …… 206

● 感覚器系
味覚器と嗅覚器… 226

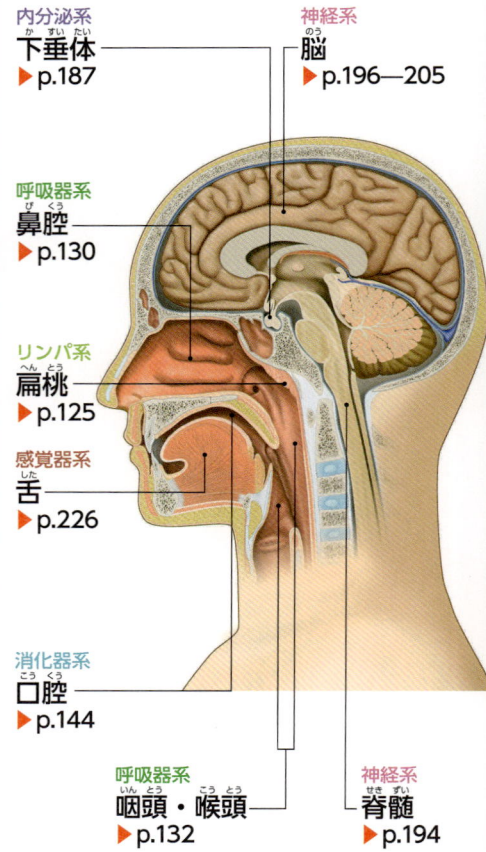

内分泌系
下垂体（かすいたい）
▶p.187

神経系
脳（のう）
▶p.196—205

呼吸器系
鼻腔（びくう）
▶p.130

リンパ系
扁桃（へんとう）
▶p.125

感覚器系
舌（した）
▶p.226

消化器系
口腔（こうくう）
▶p.144

呼吸器系
咽頭・喉頭（いんとう・こうとう）
▶p.132

神経系
脊髄（せきずい）
▶p.194

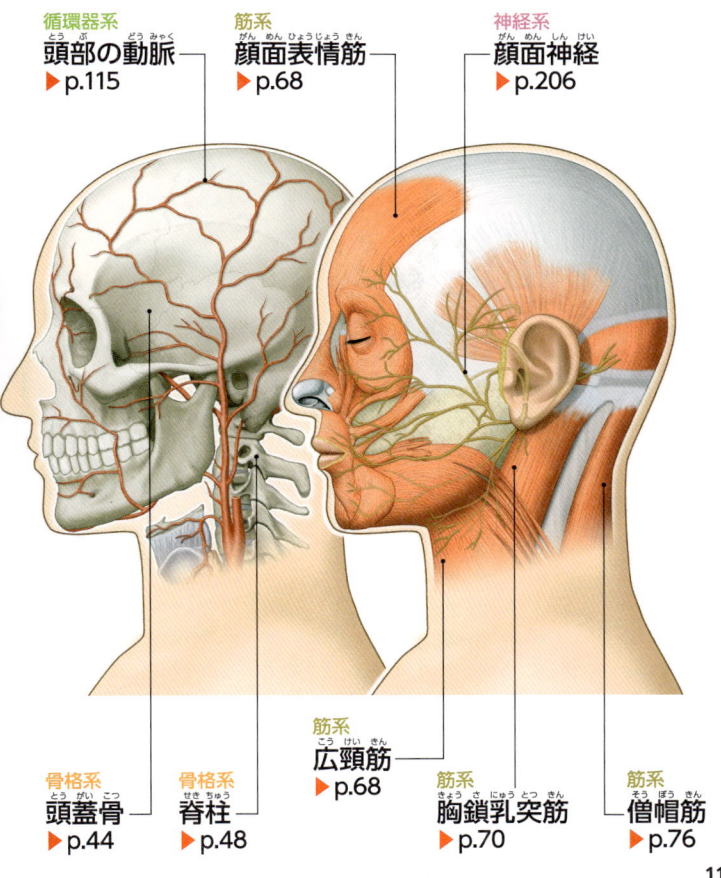

部位別さくいん
▶▶ 胸部①

●骨格・関節系
脊柱・椎骨 ……… 48
胸郭 ……………… 50
上肢骨・手の骨 …… 53

●筋系
胸部の筋肉 ……… 72

●循環器・リンパ系
上肢・下肢のおもな動脈 …… 110
上肢・下肢のおもな静脈 …… 112
頭部の動脈 ……… 114
頭部の静脈 ……… 116

●呼吸器系
肺 ………………… 136

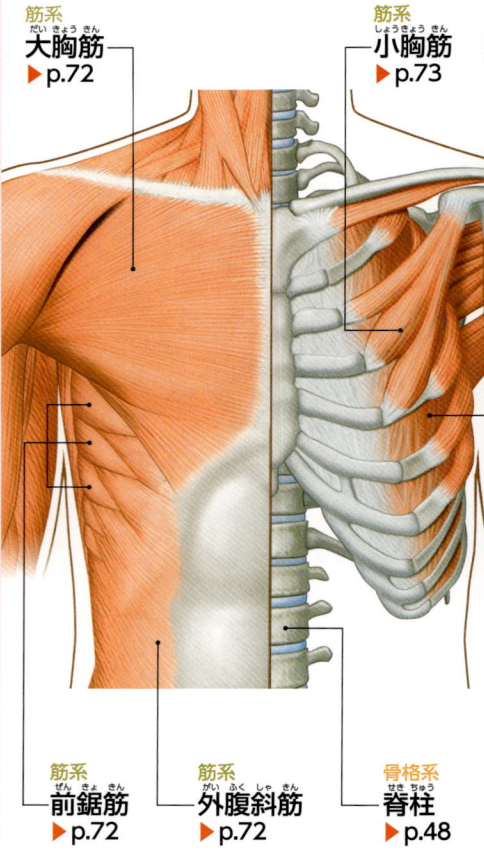

筋系
大胸筋
▶p.72

筋系
小胸筋
▶p.73

筋系
前鋸筋
▶p.72

筋系
外腹斜筋
▶p.72

骨格系
脊柱
▶p.48

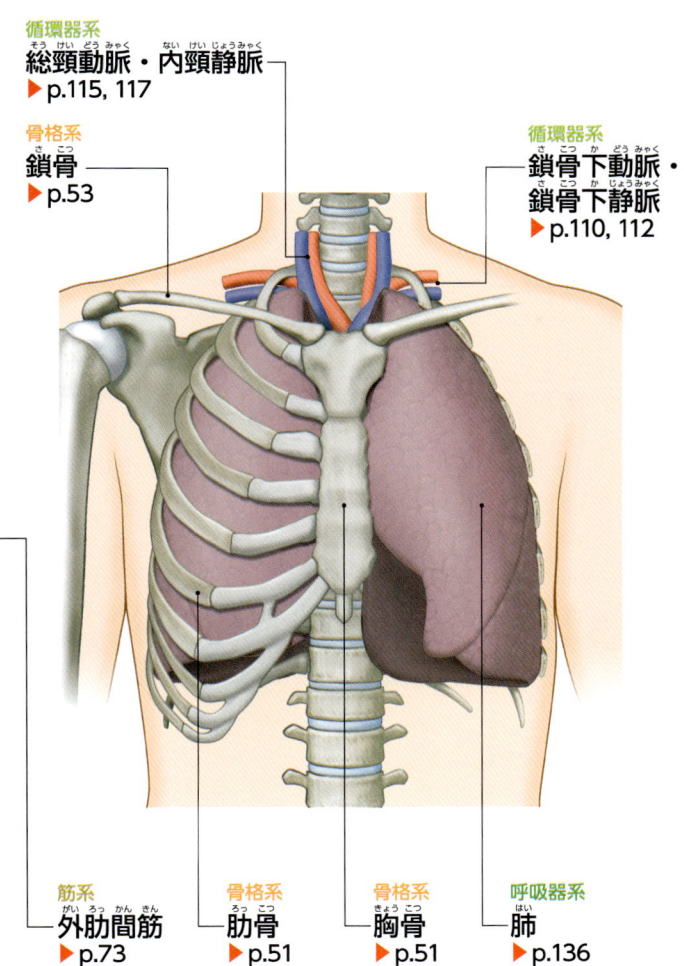

部位別さくいん
▶▶ 胸部②

- ●筋系
  - 胸部の筋肉 ……… 72
  - 背部の筋肉1 ……… 76
  - 上肢の筋肉
    （後面）………… 82
- ●循環器・リンパ系
  - 肺循環と体循環 …… 96
  - 心臓の構造 ……… 98
  - 体幹部のおもな動脈
    ………………… 106
  - 体幹部のおもな静脈
    ………………… 108
- ●呼吸器系
  - 気管・気管支 …… 134
  - 肺 ……………… 136

循環器系
上大静脈
▶p.97

循環器系
腕頭動脈・腕頭静脈
▶p.107, 109

呼吸器系
右肺上葉
▶p.136

右肺中葉
▶p.136

右肺下葉
▶p.136

循環器系
右心房
▶p.98

循環器系
右心室
▶p.98

筋系
横隔膜
▶p.73

14

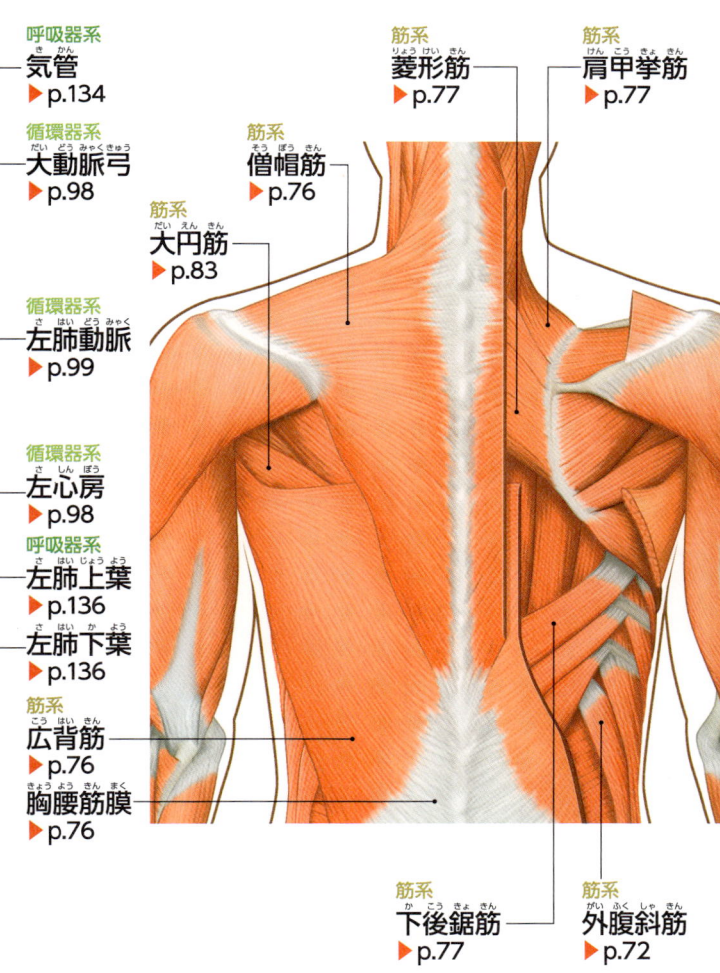

部位別さくいん
▶▶腹部①

●骨格・関節系
脊柱・椎骨 …… 48
胸郭 …… 50
骨盤 …… 54

●筋系
胸部の筋肉 …… 72
腹部の筋肉 …… 74

●循環器・リンパ系
脾臓 …… 125

●消化器系
胃 …… 152
小腸 …… 156
大腸 …… 158
肝臓・胆嚢 …… 160

●泌尿器系
膀胱 …… 168

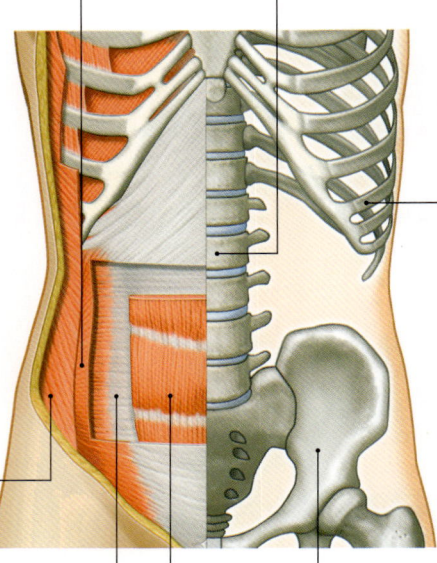

筋系
内腹斜筋（ないふくしゃきん）
▶p.74

骨格系
脊柱（せきちゅう）
▶p.48

筋系
外腹斜筋（がいふくしゃきん）
▶p.72

筋系
腹横筋（ふくおうきん）
▶p.74

筋系
腹直筋（ふくちょくきん）
▶p.75

骨格系
骨盤（こつばん）
▶p.54

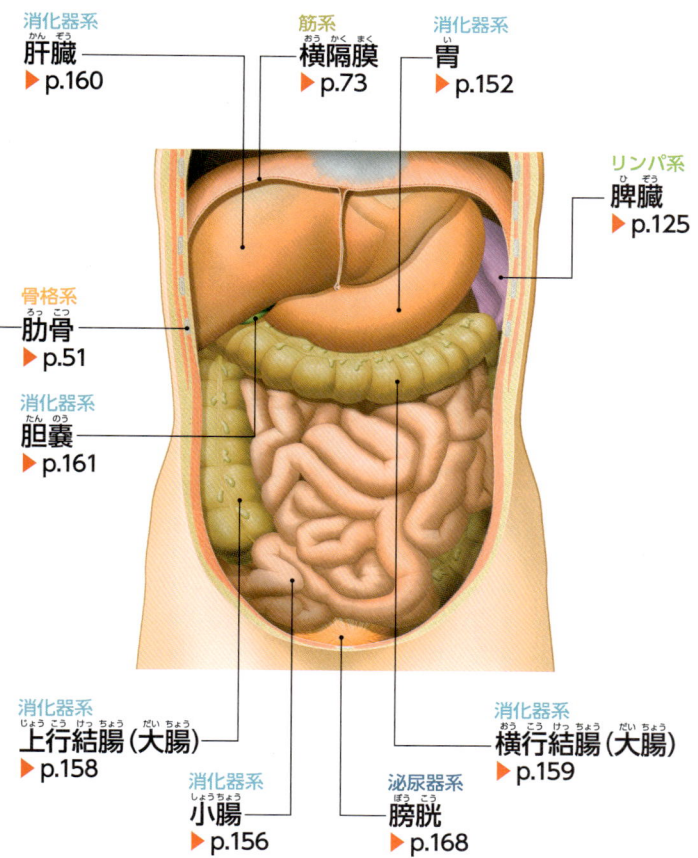

部位別さくいん
▶▶ 腹部②

- **●骨格系**
  脊柱・椎骨 ………… 48
- **●筋系**
  胸部の筋肉 ……… 72
- **●循環器・リンパ系**
  肺循環と体循環 …… 96
  体幹部のおもな動脈
  ………………… 106
  体幹部のおもな静脈
  ………………… 108
- **●消化器系**
  胃 …………… 152
  小腸 ……… 154-157
  大腸 …………… 158
  膵臓 …………… 164
- **●泌尿器系**
  泌尿器系の概要 … 168
  腎臓 …………… 170
- **●生殖器系**
  女性生殖器
  ………… 176, 178
  男性生殖器
  ………… 180, 182
- **●内分泌系**
  ホルモンの分泌器官
  ………… 188-190
- **●神経系**
  脊髄 …………… 194

循環器系
下大静脈（かだいじょうみゃく）
▶ p.97

循環器系
腹大動脈（ふくだいどうみゃく）
▶ p.107

消化器系
小腸（十二指腸）（しょうちょう じゅうにしちょう）
▶ p.154

生殖器系・内分泌系
精巣（せいそう）
▶ p.182, 190

生殖器系
陰茎（いんけい）
▶ p.180

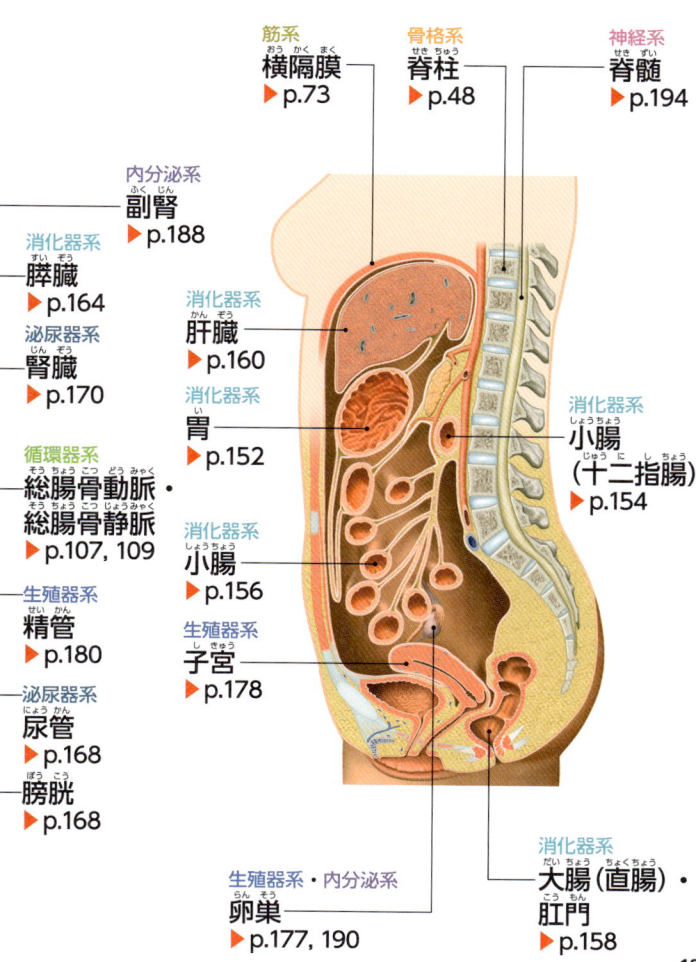

部位別さくいん
▶▶ 上肢

●骨格・関節系
上肢骨・手の骨
……………… 52
●筋系
上肢の筋肉 ……… 80
手の筋肉と腱 …… 84
●循環器・リンパ系
上肢・下肢のおもな
動脈……………… 110
上肢・下肢のおもな
静脈……………… 112
●神経系
上肢・下肢のおもな
神経……………… 208

筋系
上肢の筋肉
▶p.80

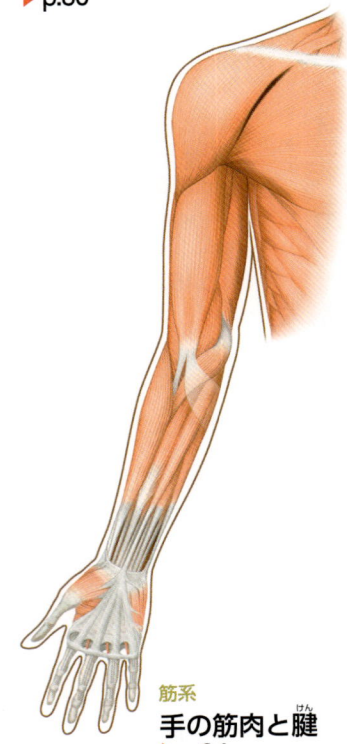

筋系
手の筋肉と腱
▶p.84

循環器系
上肢のおもな動脈
▶p.110

循環器系
上肢のおもな静脈
▶p.112

神経系
上肢のおもな神経
▶p.208

骨格系
上肢骨・手の骨
▶p.52

部位別さくいん
▶▶ 下肢

● **骨格・関節系**
下肢骨・足の骨…… 56

● **筋系**
下肢の筋肉 ………… 88
足の筋肉と腱 ……… 90

● **循環器・リンパ系**
上肢・下肢のおもな
動脈………………… 110
上肢・下肢のおもな
静脈………………… 112

● **神経系**
上肢・下肢のおもな
神経………………… 208

筋系
下肢の筋肉
▶ p.88

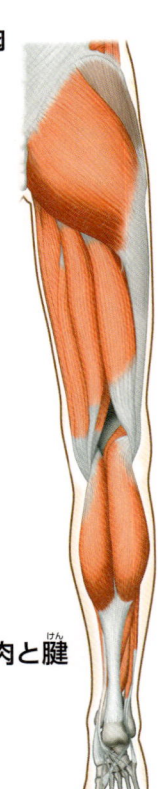

筋系
足の筋肉と腱
▶ p.90

循環器系
下肢のおもな動脈
▶ p.111

循環器系
下肢のおもな静脈
▶ p.113

神経系
下肢のおもな神経
▶ p.209

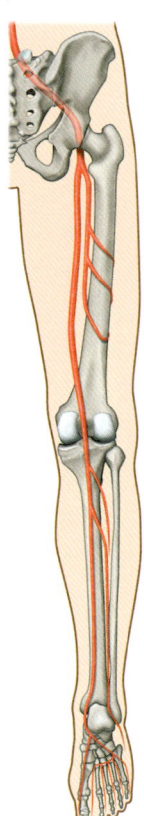
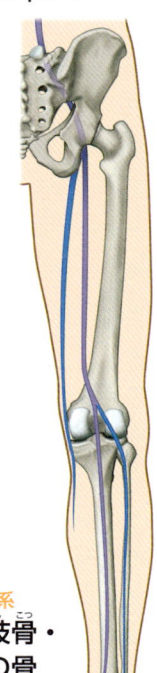
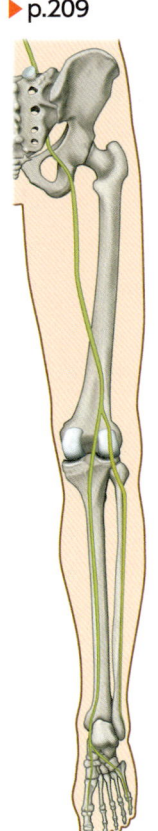

骨格系
下肢骨・足の骨
▶ p.56

部位別さくいん
▶▶ コラム

●**頭部**
[筋系]	エラが張った顔	69
[呼吸器系]	鼻周期	131
[消化器系]	舌で健康を知る	147
[神経系]	脳死	196
	脳脊髄液減少症	203
	セロトニン	213
[感覚器系]	レーシック	217
	錐体と杆体の分布	219

●**胸部**
[骨格・関節系]	胸骨角を触ってみよう	50
[循環・リンパ系]	不整脈とは	105
[呼吸器系]	気管支喘息	134

●**腹部**
[骨格・関節系]	椎間板ヘルニアとは	48
[筋系]	「いきむ」とは	75
[消化器系]	胆石	161
	インスリンと糖尿病	165
[泌尿器系]	尿路結石	169
	たんぱく尿	171
[生殖器系]	膨らむ子宮	177

●**下肢**
[骨格・関節系]	変形性関節症	59
[筋系]	アキレス腱断裂	91
	肉離れ	92

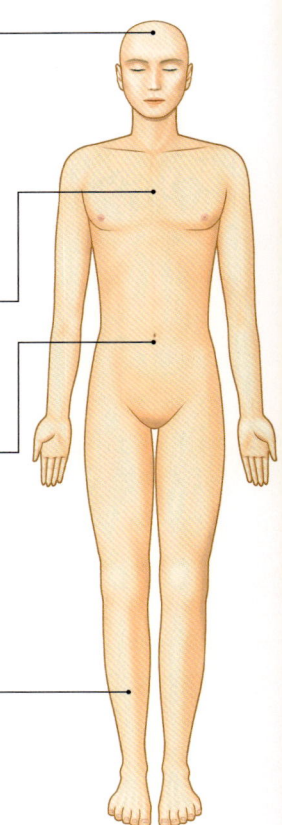

第 1 章

総論

総論

からだの区分と部位名称―1

人体の表面には、骨や筋肉による盛り上がりやくぼみがある。その凹凸を目印に区分され、名前がつけられている。

頭部と頸部の各部名称［前面］

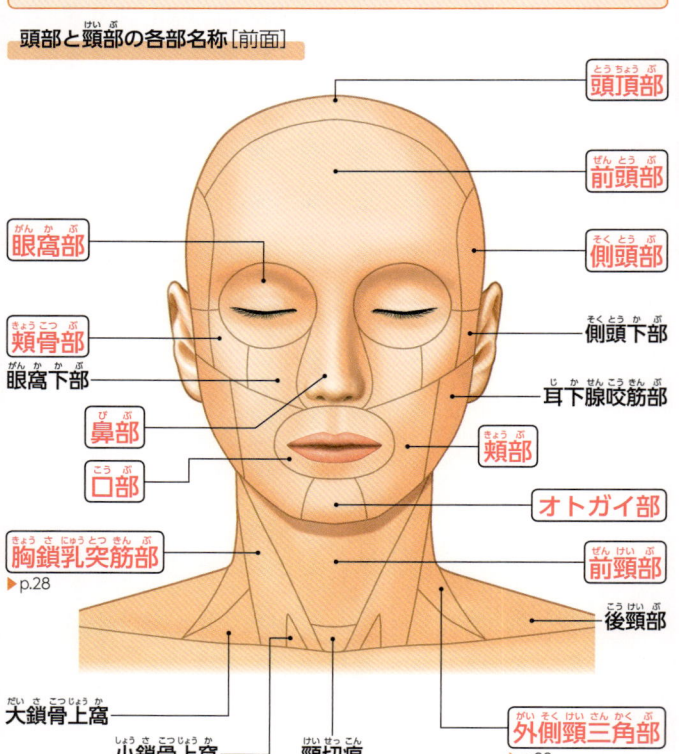

- 頭頂部（とうちょうぶ）
- 前頭部（ぜんとうぶ）
- 眼窩部（がんかぶ）
- 側頭部（そくとうぶ）
- 頬骨部（きょうこつぶ）
- 側頭下部（そくとうかぶ）
- 眼窩下部（がんかかぶ）
- 耳下腺咬筋部（じかせんこうきんぶ）
- 鼻部（びぶ）
- 頬部（きょうぶ）
- 口部（こうぶ）
- オトガイ部
- 胸鎖乳突筋部（きょうさにゅうとつきんぶ） ▶p.28
- 前頸部（ぜんけいぶ）
- 後頸部（こうけいぶ）
- 大鎖骨上窩（だいさこつじょうか）
- 小鎖骨上窩（しょうさこつじょうか）
- 頸切痕（けいせっこん）
- 外側頸三角部（がいそくけいさんかくぶ） ▶p.28

体表の区分[前面]

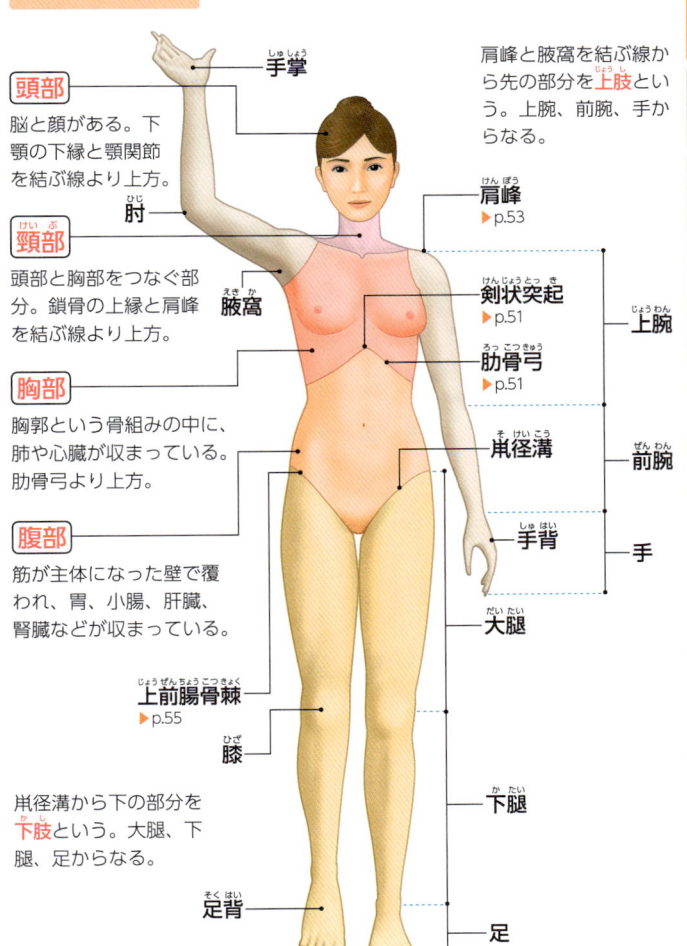

頭部
脳と顔がある。下顎の下縁と顎関節を結ぶ線より上方。

頸部
頭部と胸部をつなぐ部分。鎖骨の上縁と肩峰を結ぶ線より上方。

胸部
胸郭という骨組みの中に、肺や心臓が収まっている。肋骨弓より上方。

腹部
筋が主体になった壁で覆われ、胃、小腸、肝臓、腎臓などが収まっている。

鼠径溝から下の部分を下肢という。大腿、下腿、足からなる。

肩峰と腋窩を結ぶ線から先の部分を上肢という。上腕、前腕、手からなる。

- 手掌
- 肘
- 腋窩
- 肩峰 ▶p.53
- 剣状突起 ▶p.51
- 肋骨弓 ▶p.51
- 鼠径溝
- 手背
- 大腿
- 上前腸骨棘 ▶p.55
- 膝
- 下腿
- 足背
- 足
- 上腕
- 前腕
- 手

総論

からだの区分と部位名称—2

人体は、からだの中軸部にあたる体幹と、体幹から左右に突き出た体肢とに大きく分けられ、さらに細かい区分がある。

頭部と頸部の各部名称［側面］

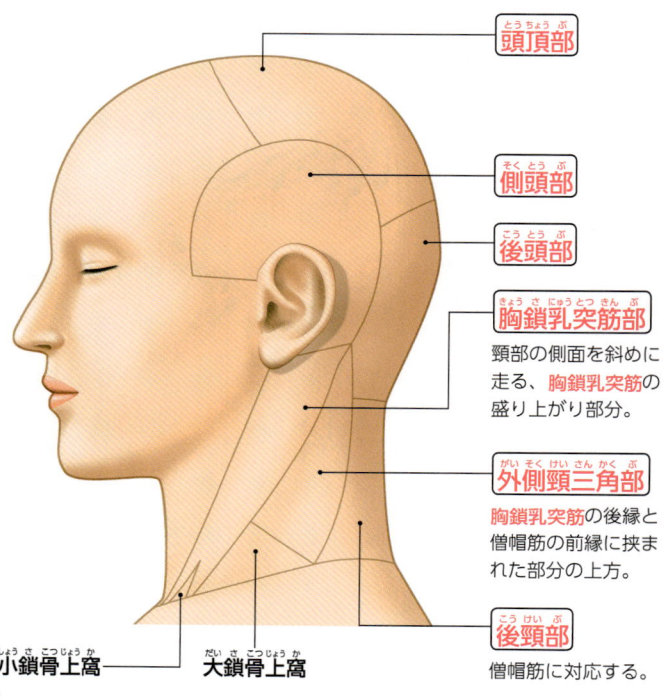

頭頂部

側頭部

後頭部

胸鎖乳突筋部
頸部の側面を斜めに走る、胸鎖乳突筋の盛り上がり部分。

外側頸三角部
胸鎖乳突筋の後縁と僧帽筋の前縁に挟まれた部分の上方。

後頸部
僧帽筋に対応する。

小鎖骨上窩　　大鎖骨上窩

体表の区分 [後面]

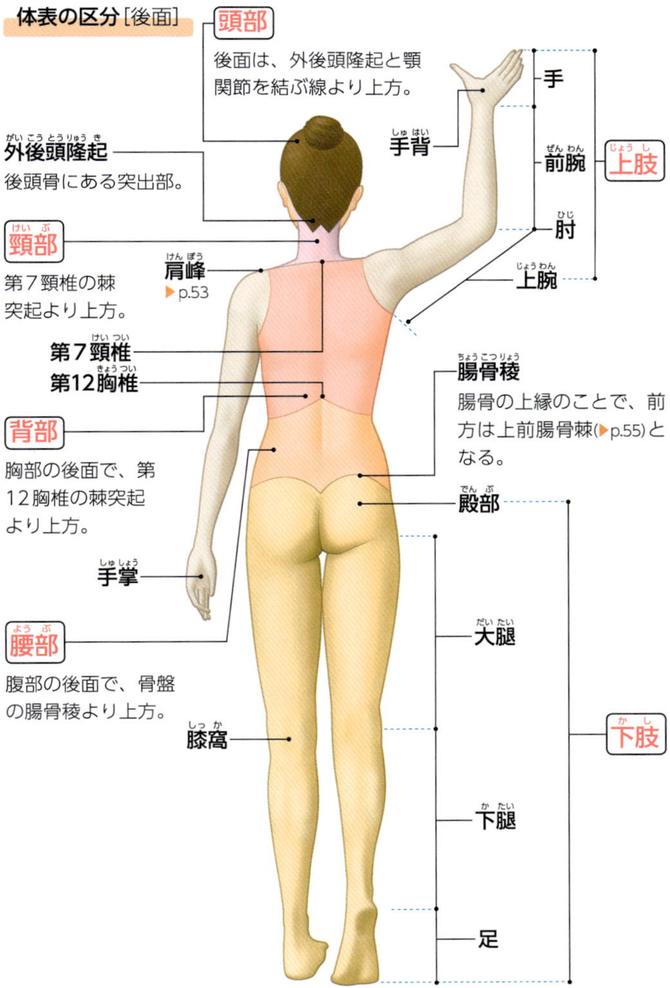

頭部
後面は、外後頭隆起と顎関節を結ぶ線より上方。

外後頭隆起
後頭骨にある突出部。

頸部
第7頸椎の棘突起より上方。

肩峰 ▶p.53

第7頸椎
第12胸椎

背部
胸部の後面で、第12胸椎の棘突起より上方。

手掌

腰部
腹部の後面で、骨盤の腸骨稜より上方。

腸骨稜
腸骨の上縁のことで、前方は上前腸骨棘(▶p.55)となる。

- 手
- 手背
- 前腕
- 肘
- 上腕

上肢

- 殿部
- 大腿
- 膝窩
- 下腿
- 足

下肢

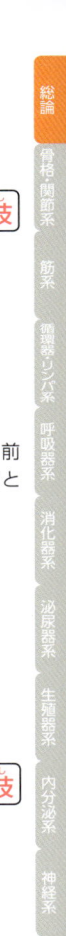

総論

面や方向を示す用語

人体の位置や方向を示すために、いくつかの用語が定められている。基準となるからだの位置を、解剖学的正位という。

からだの断面を表現する用語

からだの中心を通り、左右に分ける前後方向の面を正中面という。

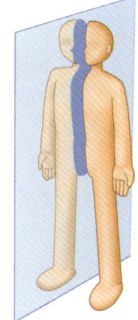

からだの左右を結び、前後に分ける面を前頭面という。

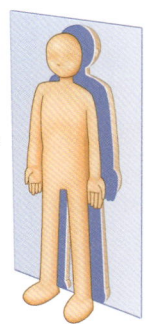

正中面に平行な面を矢状面という。

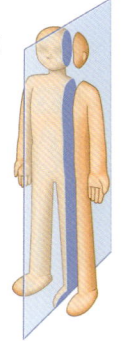

からだを上下に分ける、地面に平行な面を水平面という。

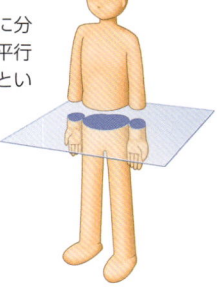

からだの方向を表現する用語

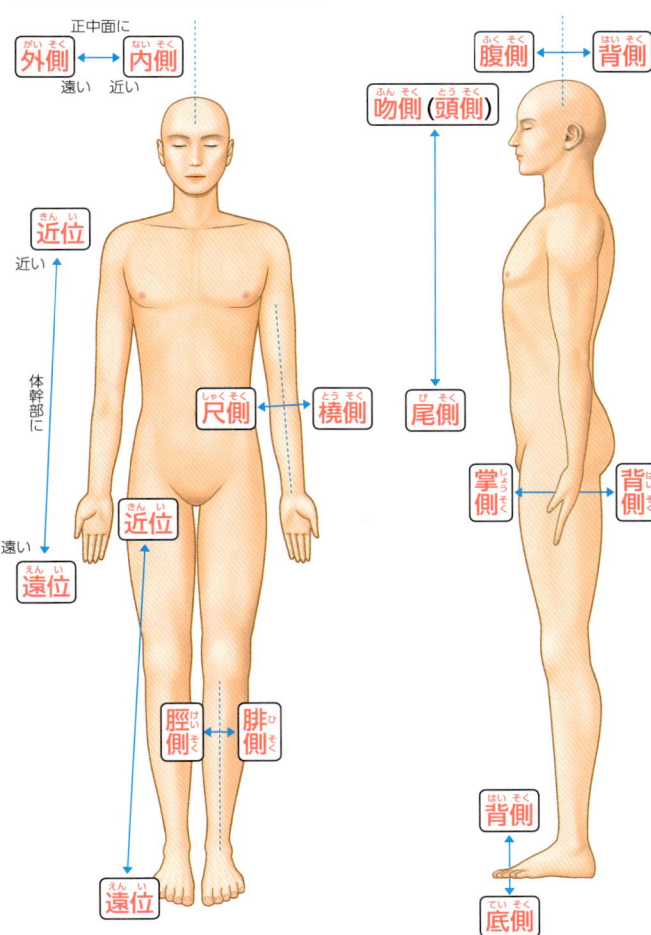

総論

基本動作の名称—1

関節の運動については、用語が定められている。隣接する2つの部位の角度が小さくなる動きを屈曲、大きくなる動きを伸展という。

頭部の運動

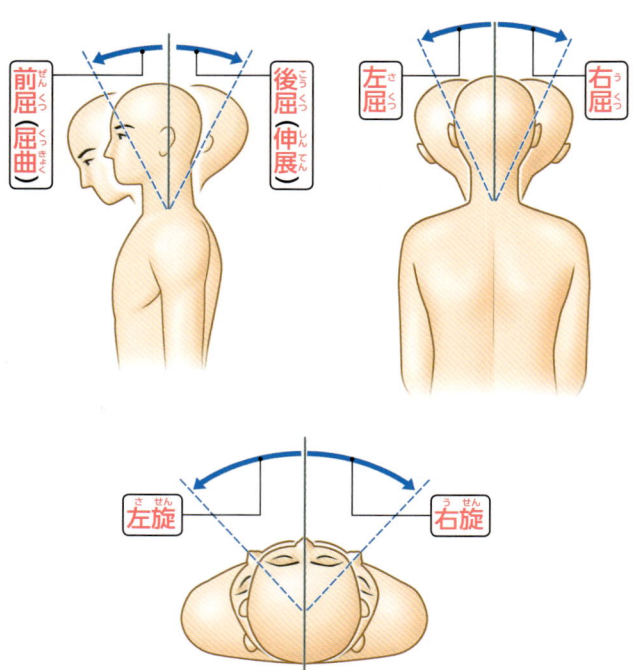

胸腰部の運動

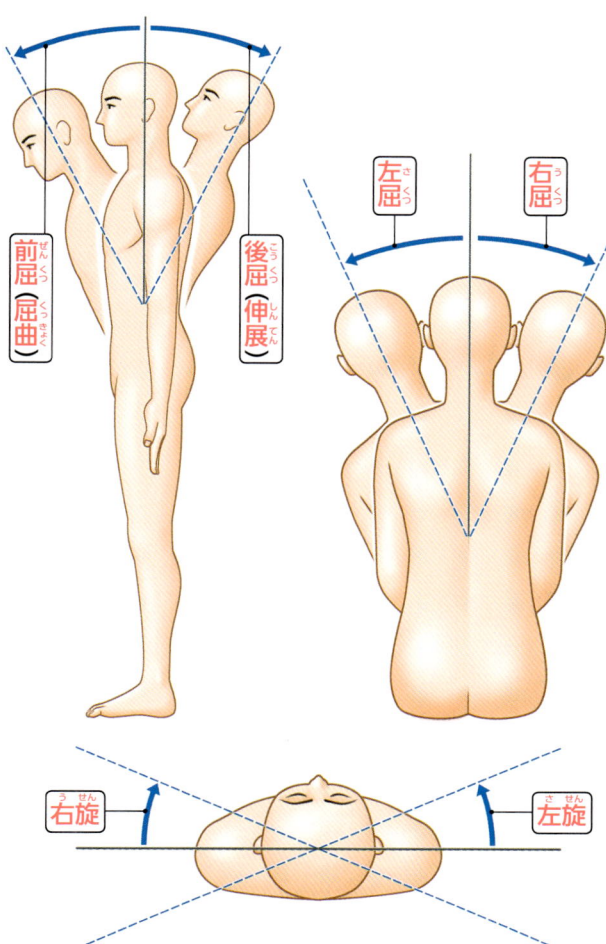

総論

基本動作の名称—2

体幹や手指の軸から遠ざかる動きを外転、近づく動きを内転という。
外側へ回旋する動きを外旋、内側へ回旋する動きを内旋という。

上肢（胸鎖関節）の運動

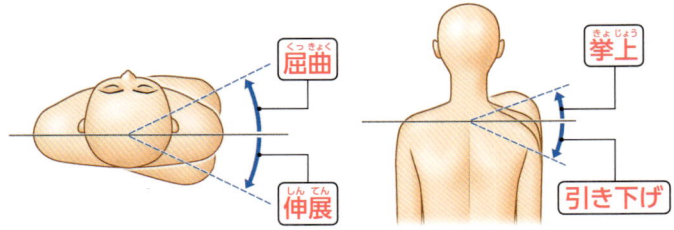

- 屈曲
- 伸展
- 挙上
- 引き下げ

上腕（肩関節）の運動

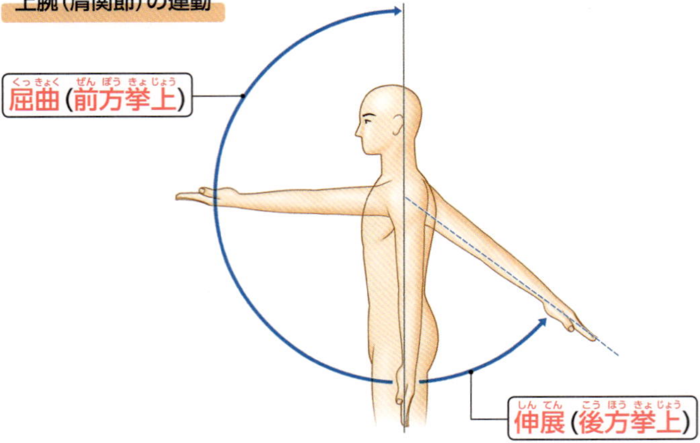

- 屈曲（前方挙上）
- 伸展（後方挙上）

外転（側方挙上）
内転

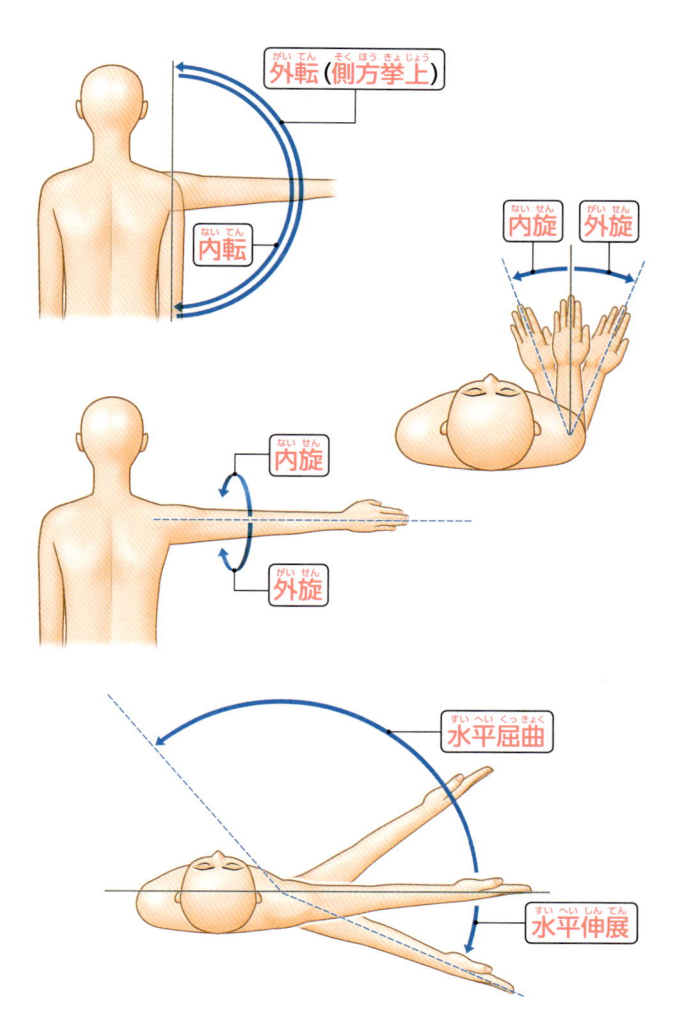

内旋　外旋

内旋
外旋

水平屈曲
水平伸展

総論 / 骨格・関節系 / 筋系 / 循環器・リンパ系 / 呼吸器系 / 消化器系 / 泌尿器系 / 生殖器系 / 内分泌系 / 神経系 / 感覚器系

総論

基本動作の名称—3

上腕を固定して前腕をねじる肘の運動を回外、回内という。回外、回内運動は、回旋運動の特殊なものである。

前腕（肘関節）の運動

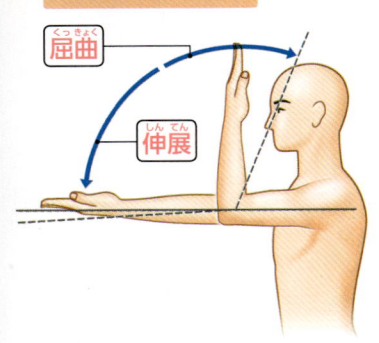

- 屈曲
- 伸展

手（手根関節）の運動

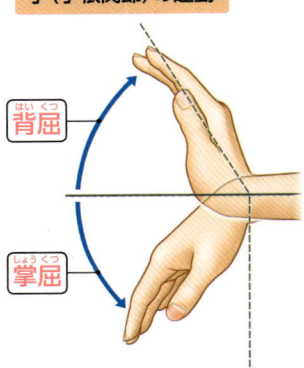

- 背屈
- 掌屈

前腕（橈尺関節）の運動

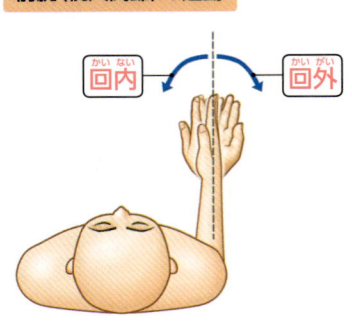

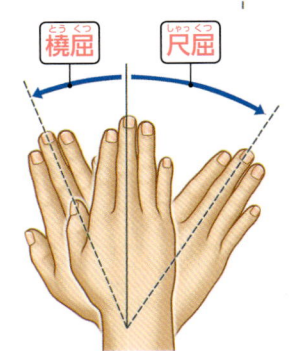

- 回内
- 回外

- 橈屈
- 尺屈

指の運動

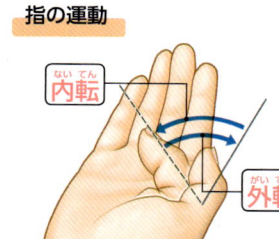

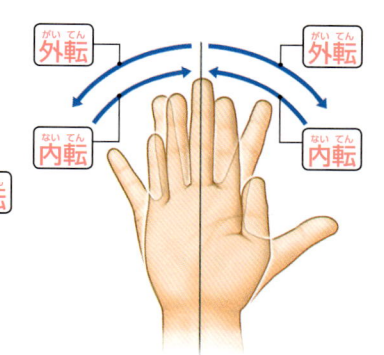

内転 / 外転

外転 / 内転

MP関節（中手指節関節）の
伸展 / 屈曲

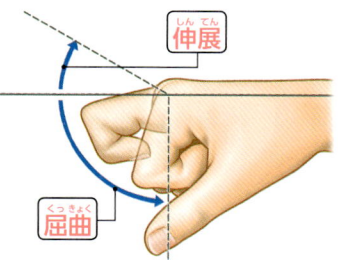

PIP関節（近位指節間関節）の
屈曲 / 伸展

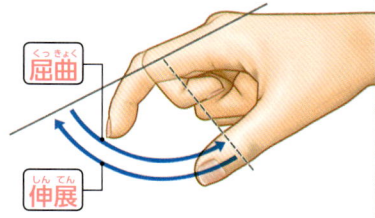

DIP関節（遠位指節間関節）の
伸展 / 屈曲

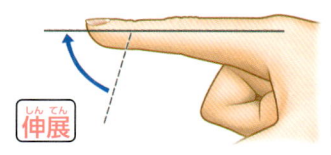

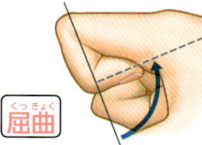

総論

基本動作の名称—4

下肢の動作の名称は、上肢と共通する。ただ、下肢は体重を支えるためにがんじょうな構造をしており、上肢ほど細かく動かない。

大腿（股関節）の運動

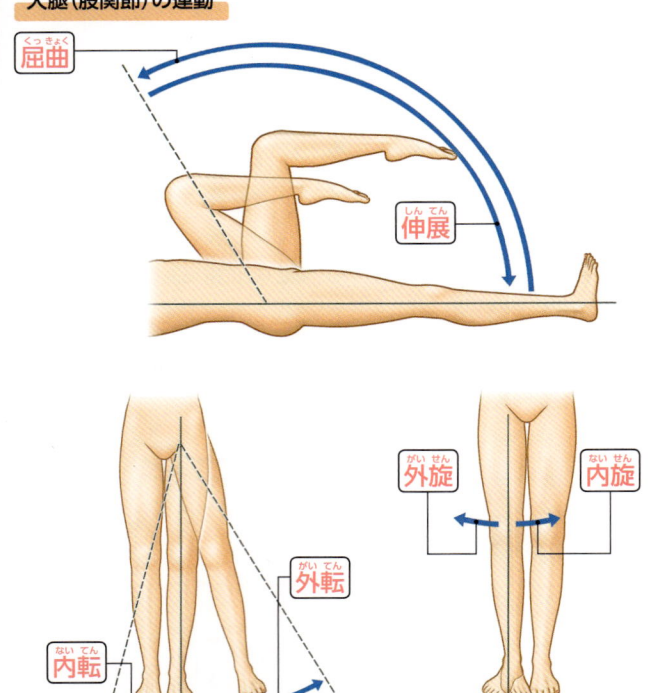

屈曲

伸展

外旋 / 内旋

外転

内転

下腿（膝関節）の運動

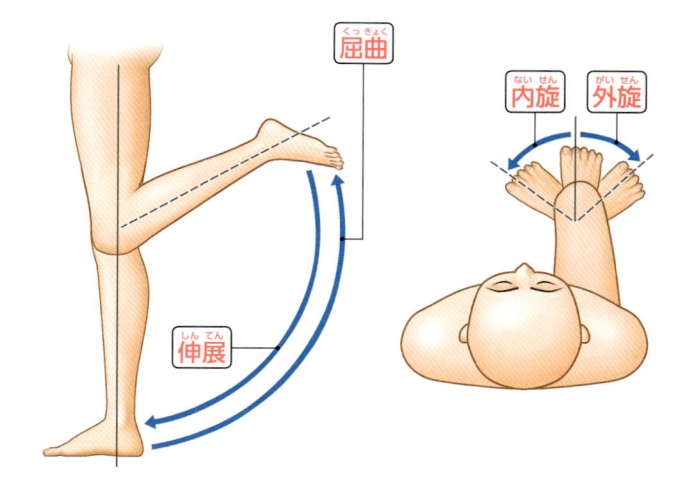

- 屈曲
- 伸展
- 内旋
- 外旋

足（距腿関節）の運動

- 背屈
- 底屈

足の指の運動

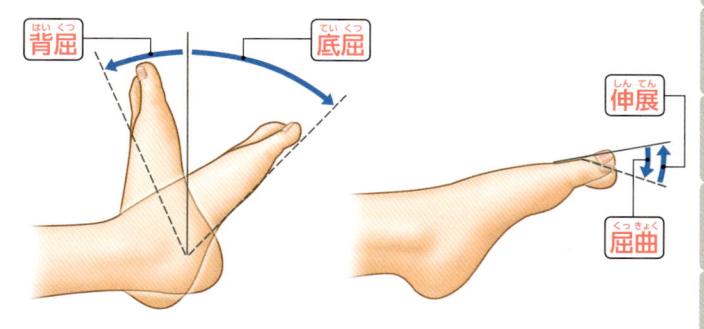

- 伸展
- 屈曲

総論 / 骨格・関節系 / 筋系 / 循環器・リンパ系 / 呼吸器系 / 消化器系 / 泌尿器系 / 生殖器系 / 内分泌系 / 神経系 / 感覚器系

総論

関節の種類と運動方向

関節は、その形状によって動かせる方向や可動域が異なる。p.32〜39の運動の方向と合わせて見てみよう。(関節のくわしい説明は▶p.42)

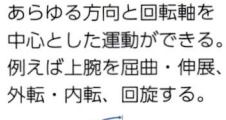

●球関節
あらゆる方向と回転軸を中心とした運動ができる。例えば上腕を屈曲・伸展、外転・内転、回旋する。

●楕円関節
2方向とその組み合わせの運動ができる。例えば手首を背屈・掌屈、橈屈・尺屈する。

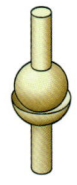

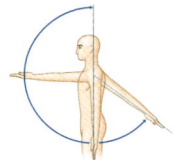

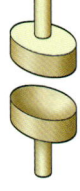

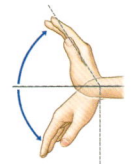

●車軸関節
回転運動を行い、例えば前腕を回外・回内する。

●鞍関節
2方向とその組み合わせの運動ができる。例えば母指を屈曲・伸展、外転・内転する。

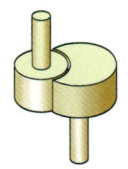

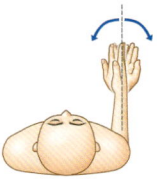

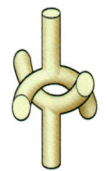

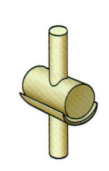

●蝶番関節
回転運動を行う。例えば下腿を屈曲・伸展する。

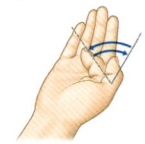

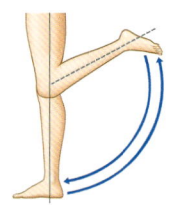

第2章
骨格・関節系

骨格・関節系

全身のおもな骨格と関節

人体の骨格は約200個の骨からなり、体幹と体肢に分けられる。
2つ以上の骨がすき間を隔てて連結している部分を関節という。

形状による関節の分類と代表的な関節 (関節の構造 ▶p.58)

●球関節
関節頭が球状で、前後左右以外にも回転することができる。肩関節、股関節など。

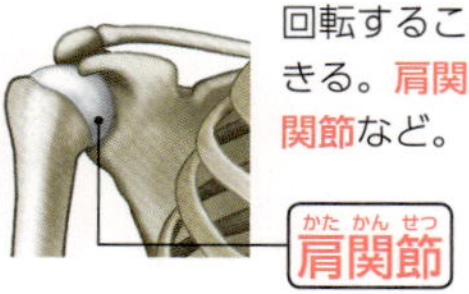

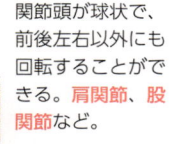

肩関節

●楕円関節
関節頭が卵形で、前後左右方向への運動が可能。橈骨手根関節(下図参照)など。

●鞍関節
双方の関節面が鞍状で、前後左右方向への運動が可能。母指の手根中手関節(下図参照)など。

●車軸関節
骨の長軸の周りに回転運動が可能。上橈尺関節、下橈尺関節など。

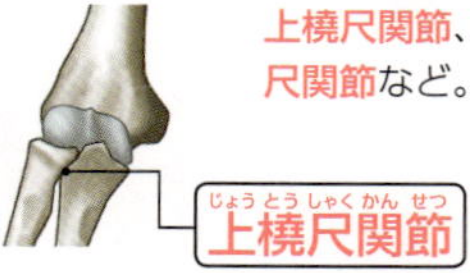

上橈尺関節

●蝶番関節
屈曲・伸展の運動が可能。膝関節、指節間関節など。

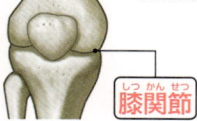

膝関節

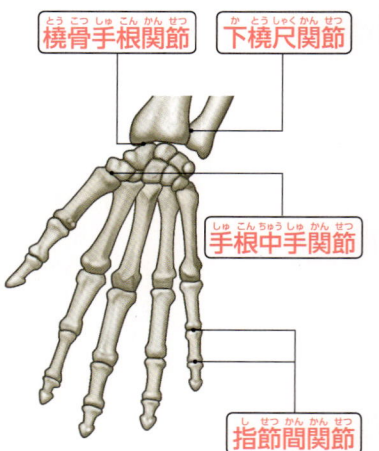

橈骨手根関節 / 下橈尺関節 / 手根中手関節 / 指節間関節

全身の骨格 [前面・後面]

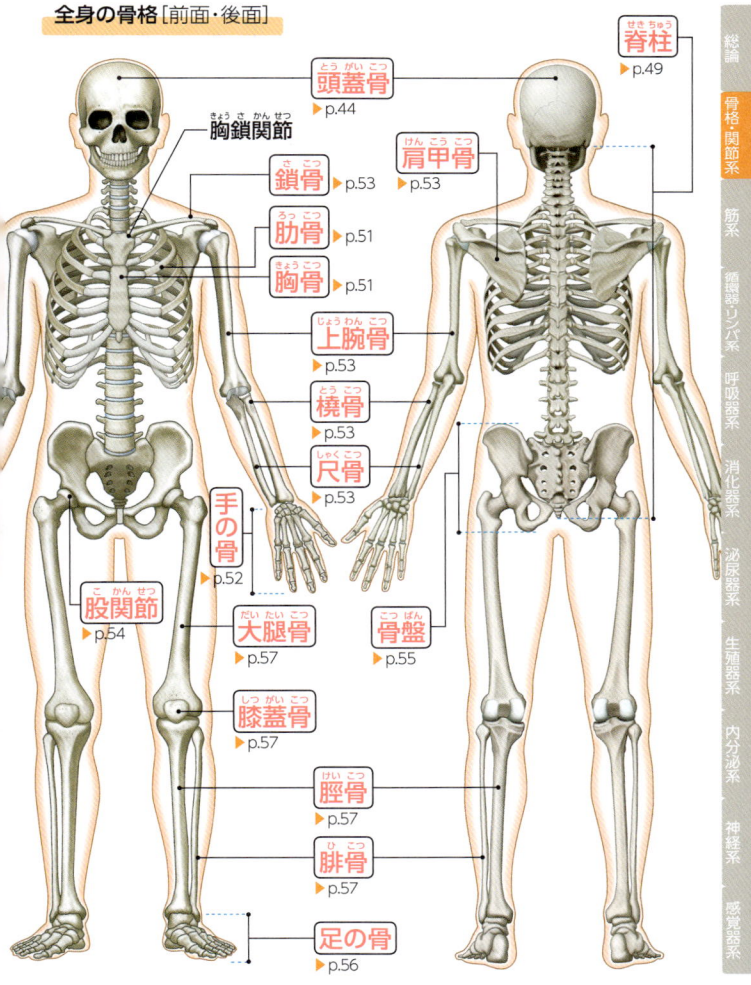

- 頭蓋骨（とうがいこつ） p.44
- 胸鎖関節（きょうさかんせつ）
- 鎖骨（さこつ） p.53
- 肋骨（ろっこつ） p.51
- 胸骨（きょうこつ） p.51
- 上腕骨（じょうわんこつ） p.53
- 橈骨（とうこつ） p.53
- 尺骨（しゃくこつ） p.53
- 手の骨 p.52
- 股関節（こかんせつ） p.54
- 大腿骨（だいたいこつ） p.57
- 膝蓋骨（しつがいこつ） p.57
- 脊柱（せきちゅう） p.49
- 肩甲骨（けんこうこつ） p.53
- 骨盤（こつばん） p.55
- 脛骨（けいこつ） p.57
- 腓骨（ひこつ） p.57
- 足の骨 p.56

総論 | 骨格・関節系 | 筋系 | 循環器・リンパ系 | 呼吸器系 | 消化器系 | 泌尿器系 | 生殖器系 | 内分泌系 | 神経系 | 感覚器系

43

骨格・関節系

頭蓋骨—1

頭蓋骨は15種23個の骨で構成され、脳頭蓋と顔面頭蓋からなる。骨どうしは縫合という、骨がかみ合って密着する様式で強固に連結している。

● **脳頭蓋（神経頭蓋）**
脳が収まる頭蓋腔をつくる。

● **顔面頭蓋（内臓頭蓋）**
顔面をつくる。

前頭骨
頭蓋冠の前部と、眼窩の上壁の大部分をつくる。

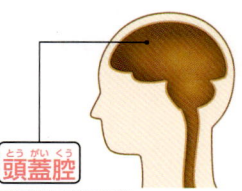

涙骨
眼窩の内側壁の前方にある。

鼻骨
外鼻の上縁をつくる。

頬骨
頬骨弓の前半と眼窩の外側壁の一部をつくる。

上顎骨
顔面の中央部と口蓋（口腔の天井部）などをつくる。

頭蓋腔
頭蓋腔の床の部分を頭蓋底、天井の部分を頭蓋冠という。

下顎骨
左右1対のL字形の骨が癒合して1つの骨になっている。水平部分を下顎体、垂直部分を下顎枝という。

■ **頭蓋骨の分類**

脳頭蓋 （神経頭蓋）	前頭骨(1個)、頭頂骨(2個)、側頭骨(2個)、後頭骨(1個)、 蝶形骨(1個)、篩骨(1個) ※蝶形骨と篩骨は顔面頭蓋に含める場合もある。
顔面頭蓋 （内臓頭蓋）	鼻骨(2個)、頬骨(2個)、上顎骨(2個)、下顎骨(1個)、涙骨(2個)、 下鼻甲介(2個)、鋤骨(1個)、口蓋骨(2個)、舌骨(1個)

44

頭蓋骨を構成する骨と各部名称

左右の頭頂骨の間に矢状縫合がある（イラストでは見えない）。

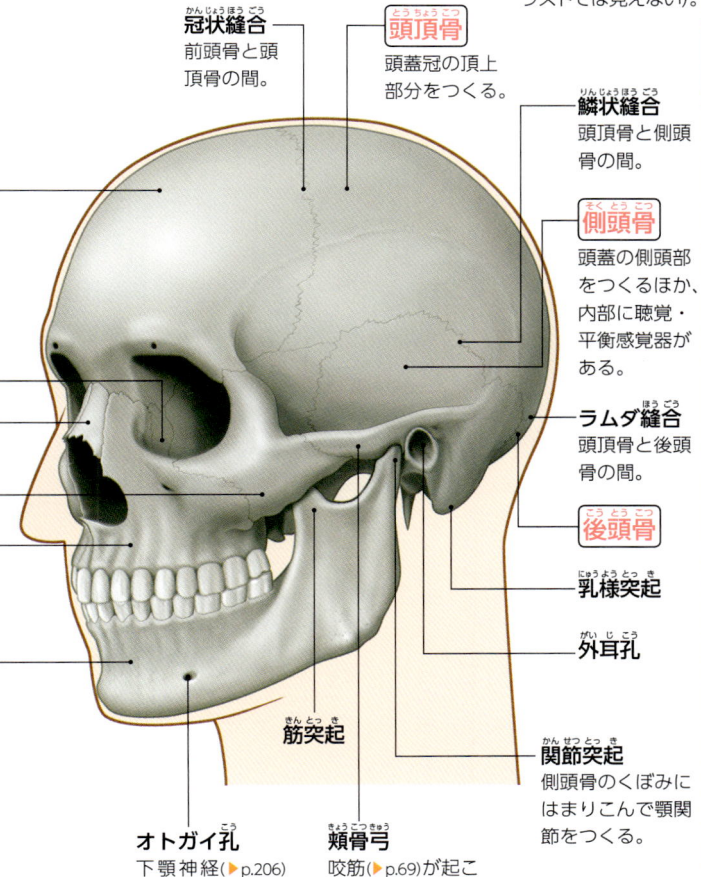

冠状縫合
前頭骨と頭頂骨の間。

頭頂骨
頭蓋冠の頂上部分をつくる。

鱗状縫合
頭頂骨と側頭骨の間。

側頭骨
頭蓋の側頭部をつくるほか、内部に聴覚・平衡感覚器がある。

ラムダ縫合
頭頂骨と後頭骨の間。

後頭骨

乳様突起

外耳孔

筋突起

関節突起
側頭骨のくぼみにはまりこんで顎関節をつくる。

オトガイ孔
下顎神経（▶p.206）の枝が出てくる孔。

頬骨弓
咬筋（▶p.69）が起こる場所。

骨格・関節系

頭蓋骨—2

頭蓋底は凹凸に富み、血管や神経を通す孔が多くあいている。特に重要なのが大後頭孔で、頭蓋腔と脊柱管をつないでいる。

■頭蓋底に見えるおもな孔とそこを通るもの

❶(切歯孔)
硬口蓋(▶p.114)の動脈と神経

❷(大口蓋孔)
硬口蓋の動脈と神経

❸(小口蓋孔)
軟口蓋(▶p.114)の動脈と神経

❹(頸動脈管)
内頸動脈(▶p.115)、交感神経

❺(頸静脈孔)
内頸静脈(▶p.117)、舌咽神経、迷走神経、副神経(▶p.205)など

❻(茎乳突孔)
顔面神経(▶p.207)など

❼(大後頭孔)
脊髄(▶p.193)、椎骨動脈(▶p.114)など

蝶形骨
頭蓋腔底部の中央にある。上から見るとチョウが羽を広げたような形の骨。

鋤骨
鼻中隔(▶p.131)の後下部をつくる。

側頭骨
▶p.45

外耳孔

茎状突起
側頭骨にある細長い突起。第2鰓弓(魚ではエラになる部分)の名残。

後頭顆
第1頸椎と関節をつくる部分。

頭頂骨
▶p.45

後頭骨
▶p.45

頭蓋骨の下面

口蓋骨
上顎骨とともに、硬口蓋をつくる。

上顎骨
▶p.44

❶ **切歯孔**

❷

頬骨弓
▶p.45

❸
下鼻甲介
▶p.131

❹

❺ **頸静脈孔**

❻

❼ **大後頭孔**

骨格・関節系

脊柱・椎骨

脊柱は7個の頸椎、12個の胸椎、5個の腰椎、仙骨、2〜5個の尾椎が連結してできあがっている。脊柱を構成する骨を椎骨という。

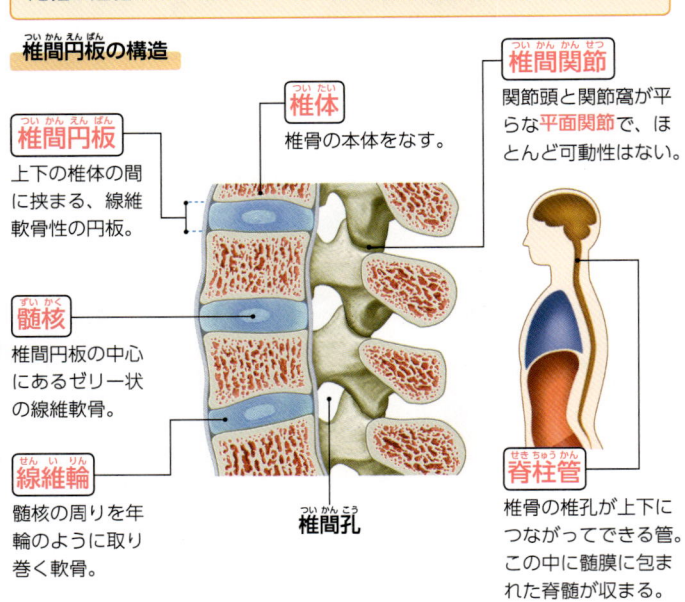

椎間円板の構造

椎体
椎骨の本体をなす。

椎間関節
関節頭と関節窩が平らな平面関節で、ほとんど可動性はない。

椎間円板
上下の椎体の間に挟まる、線維軟骨性の円板。

髄核
椎間円板の中心にあるゼリー状の線維軟骨。

線維輪
髄核の周りを年輪のように取り巻く軟骨。

椎間孔

脊柱管
椎骨の椎孔が上下につながってできる管。この中に髄膜に包まれた脊髄が収まる。

椎間板ヘルニアとは

成人以降になると椎間円板の線維輪の弾力が失われ、亀裂を生じてくる。椎間円板への強い圧力などがきっかけで、髄核が外に押し出された状態を椎間板ヘルニアという。周りの神経を刺激すると、激しい痛みやしびれなどの症状が現れる。

脊柱の構造と形態

(腹側) (背側)

- 頸椎
  - 上関節突起
  - 横突起
  - 棘突起
- 胸椎
- 腰椎
- 仙骨
  5個の仙椎が癒合して仙骨となっている。
- 尾椎(尾骨)
  2〜5個の尾椎が癒合して尾骨となっている。

それぞれの椎骨 [上方から見る]

● 頸椎
- 椎弓
- 上関節突起
- 棘突起
- 椎孔（脊髄が通る孔。）
- 横突起
- 椎体
- 横突孔

● 胸椎
- 棘突起
- 椎孔
- 横突起
- 上関節突起
- 椎体

● 腰椎
- 棘突起
- 上関節突起
- 下関節突起
- 肋骨突起
- 椎孔
- 椎体

● 仙骨・尾椎
- 上関節突起
- 椎体
- 前仙骨孔
- 仙尾関節

骨格・関節系

胸郭

胸郭は、胸部内臓をかご状に包む骨格である。12個の胸椎と12対の肋骨、胸骨がつながってできている。

肋骨の各部名称

肋骨は弓状の長骨(▶p.62)で、肋硬骨と肋軟骨からなる。第1〜第7肋骨を真肋、第8〜第12肋骨を仮肋という。仮肋はさらに、前方が結合する付着肋骨と結合しない浮遊肋に分けられる。

第1〜第7肋骨は肋軟骨を介して胸骨とつながる。

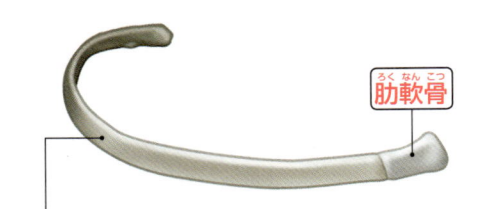

肋軟骨

肋硬骨
肋骨頭、肋骨頸、肋骨体の3つに区分される。

第8〜第10肋骨は1つ上位の肋軟骨と結合する。結合の程度には個人差がある。

📖 胸骨角を触ってみよう

胸骨角は体表面からでも隆起しているのが確認できる。胸骨角に触れれば、ここにつながっている第2肋骨の位置も割り出せる。

第11、第12肋骨は前方が遊離している。

肋骨と胸骨の各部名称

胸骨柄、胸骨体、剣状突起を合わせて**胸骨**という。

胸骨柄
鎖骨と第1肋骨が関節をつくる。

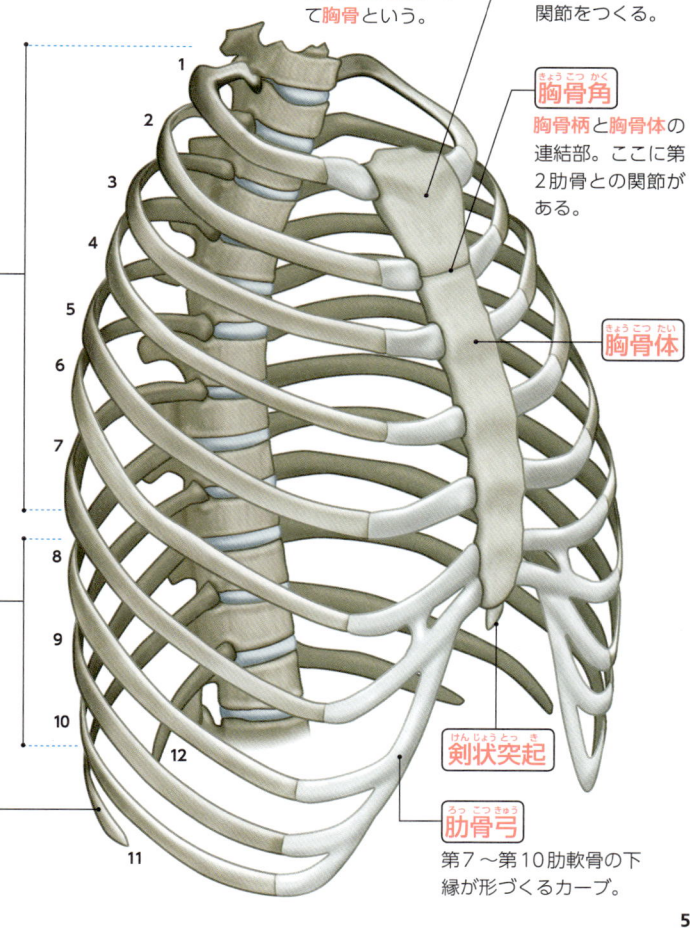

胸骨角
胸骨柄と胸骨体の連結部。ここに第2肋骨との関節がある。

胸骨体

剣状突起

肋骨弓
第7〜第10肋軟骨の下縁が形づくるカーブ。

骨格・関節系

上肢骨・手の骨

上肢は、上肢帯（肩甲骨、鎖骨）と自由上肢（上腕、前腕、手）からなる。片側32個の骨で構成され、そのうち27個が手の骨である。

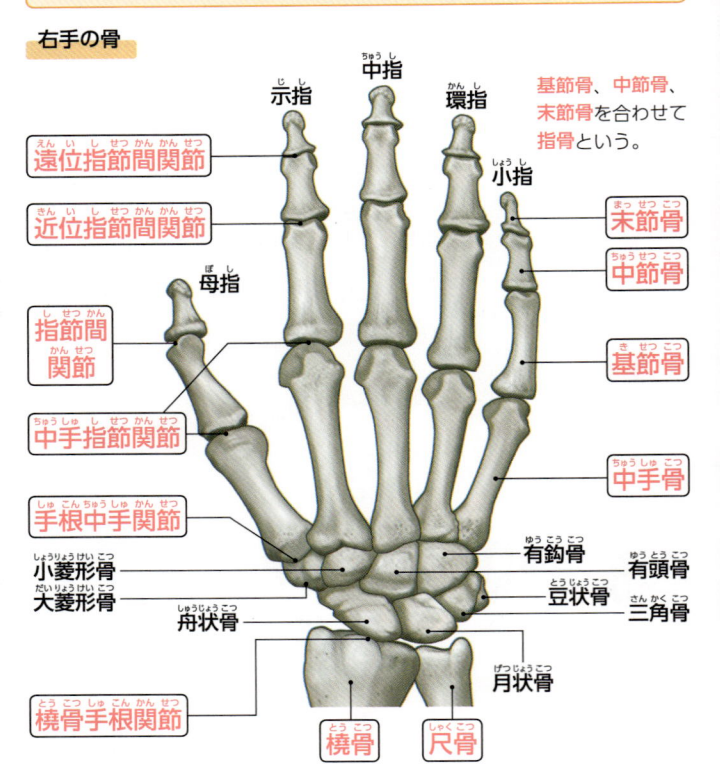

右手の骨

基節骨、中節骨、末節骨を合わせて指骨という。

- 遠位指節間関節
- 近位指節間関節
- 指節間関節
- 中手指節関節
- 手根中手関節
- 小菱形骨
- 大菱形骨
- 舟状骨
- 橈骨手根関節
- 末節骨
- 中節骨
- 基節骨
- 中手骨
- 有鉤骨
- 有頭骨
- 豆状骨
- 三角骨
- 月状骨
- 橈骨
- 尺骨

示指　中指　環指　小指　母指

上肢の骨

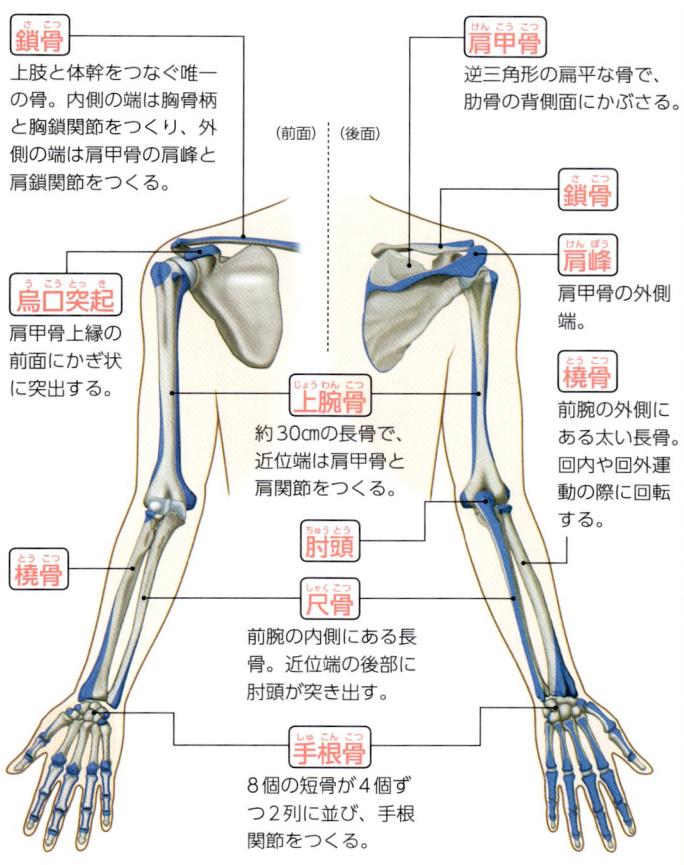

鎖骨
上肢と体幹をつなぐ唯一の骨。内側の端は胸骨柄と胸鎖関節をつくり、外側の端は肩甲骨の肩峰と肩鎖関節をつくる。

肩甲骨
逆三角形の扁平な骨で、肋骨の背側面にかぶさる。

(前面) (後面)

鎖骨

肩峰
肩甲骨の外側端。

烏口突起
肩甲骨上縁の前面にかぎ状に突出する。

上腕骨
約30cmの長骨で、近位端は肩甲骨と肩関節をつくる。

橈骨
前腕の外側にある太い長骨。回内や回外運動の際に回転する。

肘頭

橈骨

尺骨
前腕の内側にある長骨。近位端の後部に肘頭が突き出す。

手根骨
8個の短骨が4個ずつ2列に並び、手根関節をつくる。

※体表から触れて確認できる部分を青い色で示している。

骨格・関節系

骨盤

下肢は、下肢帯(寛骨)と自由下肢(大腿、下腿、足)からなり、寛骨は仙骨・尾骨と骨盤をつくる。骨盤と大腿骨は股関節でつながる。

股関節の構造

大転子
大腿骨の上外側に大きく突出した部分。股関節を動かす筋が付着する。

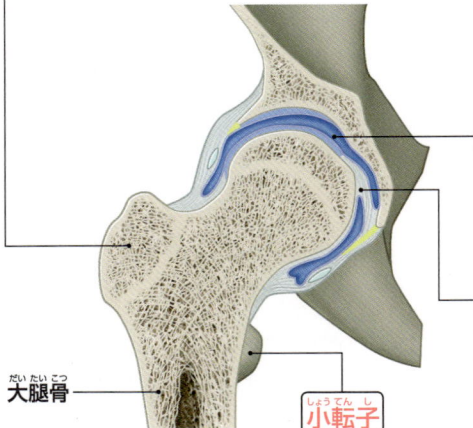

寛骨臼
大腿骨頭が、ここにはまって、股関節をつくる。

大腿骨頭靭帯
大腿骨頭と寛骨臼の間を結ぶ靭帯。

大腿骨

小転子
大腿骨の上内側に突出した部分。大転子と同様、股関節を動かす筋が付着する。

骨盤を構成する骨の各部名称

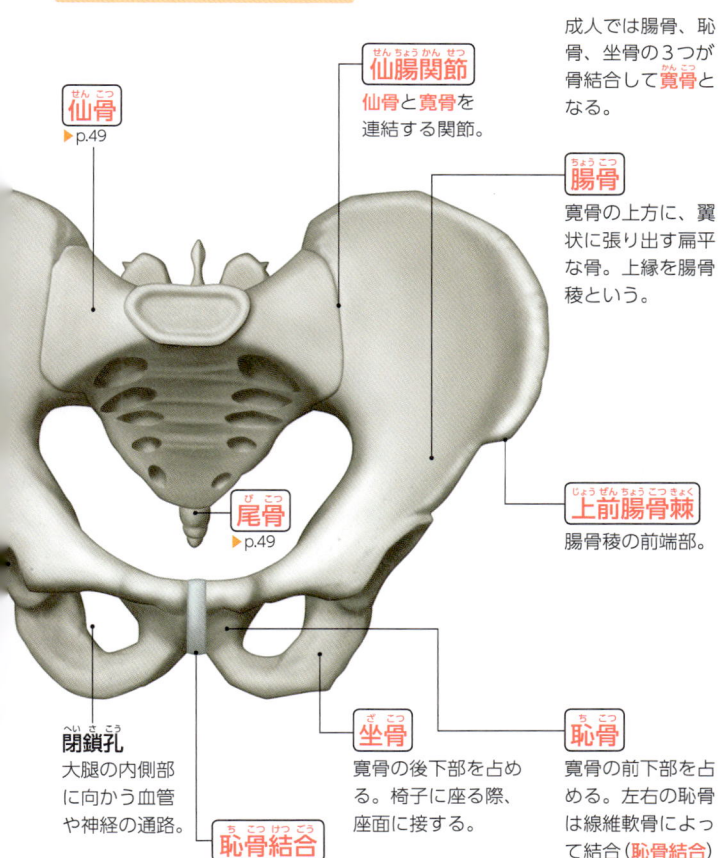

成人では腸骨、恥骨、坐骨の3つが骨結合して寛骨となる。

仙腸関節
仙骨と寛骨を連結する関節。

仙骨
▶p.49

腸骨
寛骨の上方に、翼状に張り出す扁平な骨。上縁を腸骨稜という。

尾骨
▶p.49

上前腸骨棘
腸骨稜の前端部。

閉鎖孔
大腿の内側部に向かう血管や神経の通路。

坐骨
寛骨の後下部を占める。椅子に座る際、座面に接する。

恥骨
寛骨の前下部を占める。左右の恥骨は線維軟骨によって結合（恥骨結合）する。

恥骨結合
左右の寛骨の前下部が軟骨によって結合されている部分。

総論 / 骨格・関節系 / 筋系 / 循環器・リンパ系 / 呼吸器系 / 消化器系 / 泌尿器系 / 生殖器系 / 内分泌系 / 神経系 / 感覚器系

骨格・関節系

下肢骨・足の骨

下肢は片側31個の骨から構成され、そのうち26個が足の骨である。
足の骨は弓状に配置され、体重を分散して支えるようになっている。

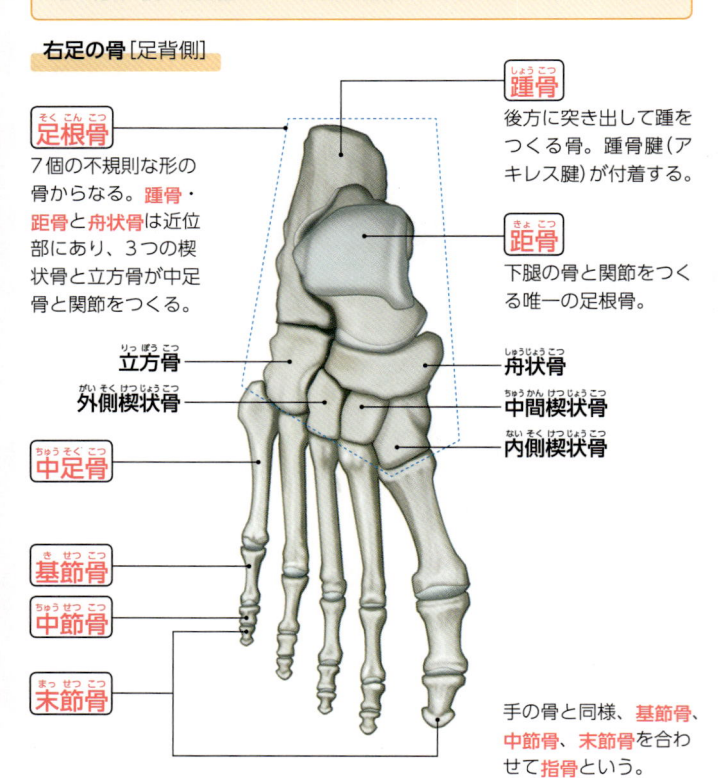

右足の骨 [足背側]

踵骨
後方に突き出して踵をつくる骨。踵骨腱(アキレス腱)が付着する。

足根骨
7個の不規則な形の骨からなる。踵骨・距骨と舟状骨は近位部にあり、3つの楔状骨と立方骨が中足骨と関節をつくる。

距骨
下腿の骨と関節をつくる唯一の足根骨。

立方骨

外側楔状骨

舟状骨

中間楔状骨

内側楔状骨

中足骨

基節骨

中節骨

末節骨

手の骨と同様、**基節骨**、**中節骨**、**末節骨**を合わせて**指骨**という。

下肢の骨

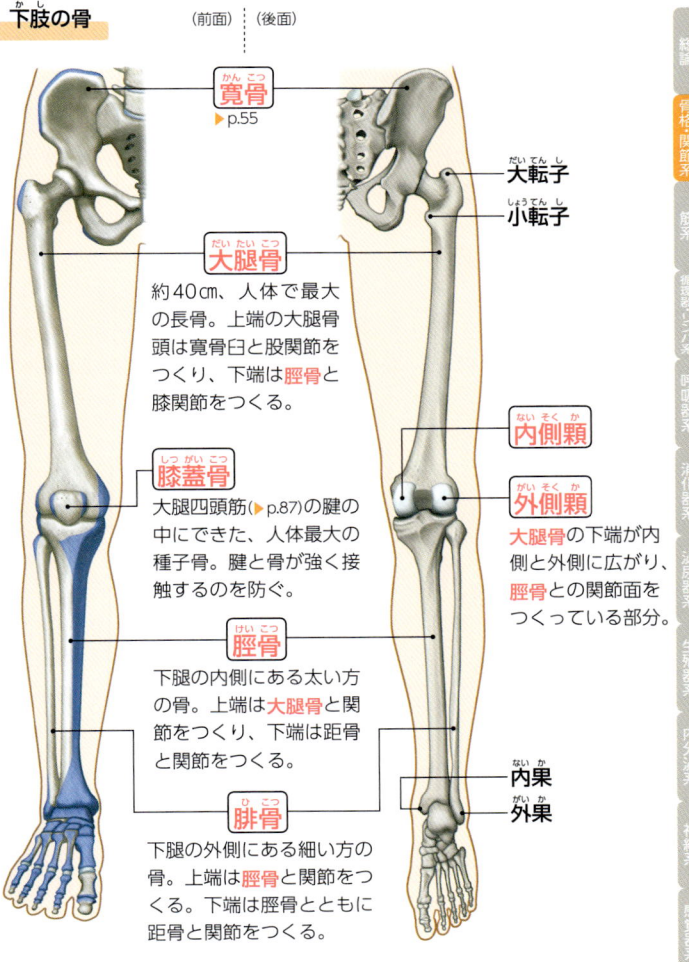

(前面) (後面)

寛骨 ▶p.55

大転子

小転子

大腿骨

約40cm、人体で最大の長骨。上端の大腿骨頭は寛骨臼と股関節をつくり、下端は脛骨と膝関節をつくる。

内側顆

外側顆

大腿骨の下端が内側と外側に広がり、脛骨との関節面をつくっている部分。

膝蓋骨

大腿四頭筋(▶p.87)の腱の中にできた、人体最大の種子骨。腱と骨が強く接触するのを防ぐ。

脛骨

下腿の内側にある太い方の骨。上端は大腿骨と関節をつくり、下端は距骨と関節をつくる。

内果

外果

腓骨

下腿の外側にある細い方の骨。上端は脛骨と関節をつくる。下端は脛骨とともに距骨と関節をつくる。

※体表から触れて確認できる部分を青い色で示している。

骨格・関節系

関節の構造

関節は関節包（かんせつほう）に包まれ、内部に滑液（かつえき）で満たされた関節腔（かんせつくう）というすきまがある。関節は強靭な線維性の組織である靭帯（じんたい）で補強されている。

関節の構造の模式図

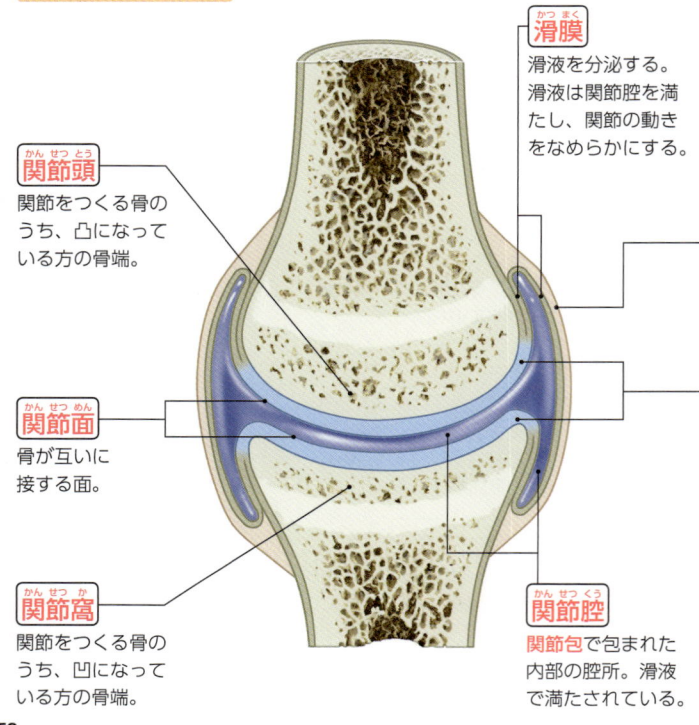

滑膜（かつまく）
滑液を分泌する。滑液は関節腔を満たし、関節の動きをなめらかにする。

関節頭（かんせつとう）
関節をつくる骨のうち、凸になっている方の骨端。

関節面（かんせつめん）
骨が互いに接する面。

関節窩（かんせつか）
関節をつくる骨のうち、凹になっている方の骨端。

関節腔（かんせつくう）
関節包で包まれた内部の腔所。滑液で満たされている。

関節の補助装置 [右膝関節後面]

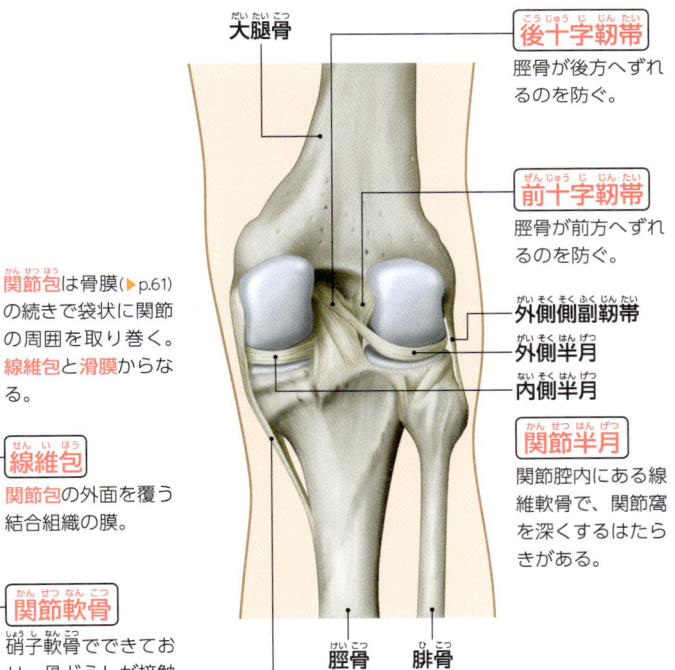

大腿骨

後十字靭帯
脛骨が後方へずれるのを防ぐ。

前十字靭帯
脛骨が前方へずれるのを防ぐ。

外側側副靭帯

外側半月

内側半月

関節半月
関節腔内にある線維軟骨で、関節窩を深くするはたらきがある。

脛骨

腓骨

内側側副靭帯

関節包は骨膜(▶p.61)の続きで袋状に関節の周囲を取り巻く。線維包と滑膜からなる。

線維包
関節包の外面を覆う結合組織の膜。

関節軟骨
硝子軟骨でできており、骨どうしが接触するときの衝撃をやわらげる。

📖 変形性関節症

関節軟骨がすり減り、運動時に痛みを感じたり、スムーズな動きが難しくなったりする病気のこと。老化のほか、スポーツなどで関節を酷使することも原因となる。股関節や膝関節に発生することが多い。

骨格・関節系

骨の構造

骨の内部はスポンジ状の海綿質(かいめんしつ)で、その外側を緻密質(ちみつしつ)が囲んでいる。緻密質(ちみつしつ)は骨単位(こつたんい)(骨層板(こつそうばん)が年輪状に重なったもの)で構成される。

長骨(ちょうこつ)の内部構造(長骨▶p.62)

骨端(こったん)
長骨の両端部分。内部はほとんど海綿質。

骨幹(こつかん)
長骨中央の円柱状の部分。内部は髄腔で、周辺を、緻密質と薄い海綿質が取り囲んでいる。

髄腔(ずいくう)
骨の内部にある空間。骨髄が満たす。

骨端線(こつたんせん)
骨端と骨幹の間にある骨組織。青年期以前に軟骨組織(骨端軟骨(こつたんなんこつ))だったものが骨化した。

A (拡大)

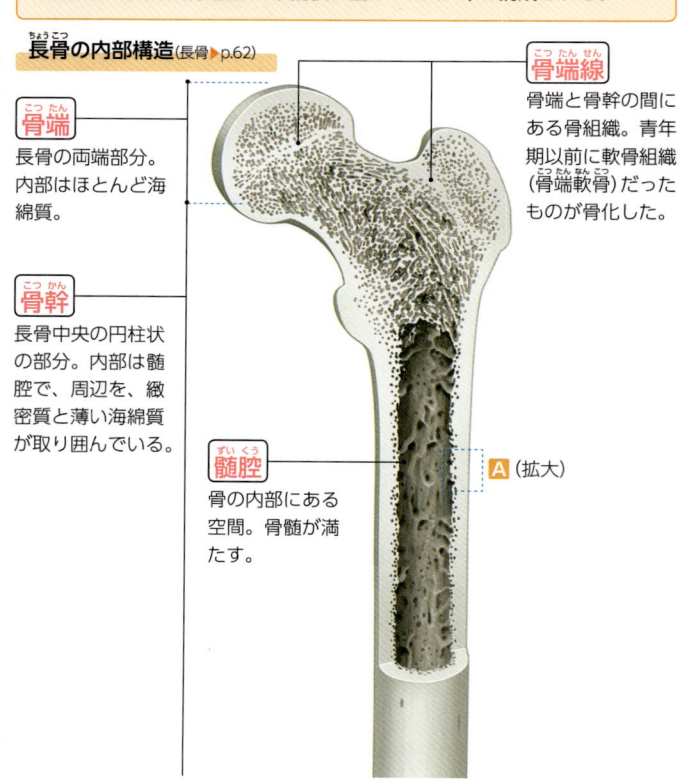

A 骨質の構造

骨層板
膠原線維(コラーゲン線維)と無機質からなる層状の構造。

骨単位
骨の構成単位。ハバース管の周囲に骨層板が年輪状に重なる。

ハバース管
骨単位の中心にある腔所で、ここに血管が通る。

血管

介在層板
骨単位どうしの間にある層板構造。

外環状層板
骨全体を取り巻く層状の構造。

内環状層板

海綿質
細かい骨梁(骨小柱)がスポンジ状に組み合わさっている。

骨膜
骨の表面を取り巻くじょうぶな結合組織の膜。血管や神経に富む。

貫通管(フォルクマン管)
隣り合ったハバース管を結ぶ管。

緻密質
骨層板が密に集まった部分。

骨格・関節系

骨の形状と区別

骨は、形状によって区別される。

● 長骨（管状骨）
細長い円柱状の骨。上腕骨や大腿骨など四肢に多い。

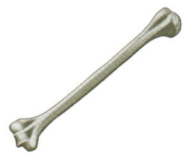

● 扁平骨
肩甲骨や頭頂骨など、平たい板状の骨。

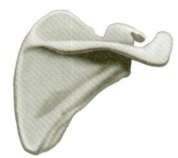

● 短骨
手根骨、足根骨など、石ころのような塊状の骨。

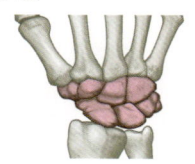

● 含気骨
内部に空気が入る空洞をもつ骨。上顎骨や蝶形骨など。

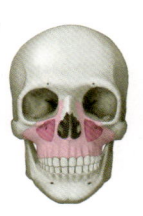

● 種子骨
腱の付着部近くにできる小さな骨。膝蓋骨など。

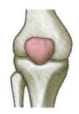

● 不規則形骨
下顎骨など、形が不規則な骨。

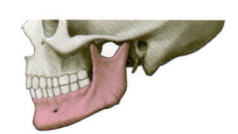

第3章
筋系

筋系

全身のおもな筋肉

筋は、収縮して長さを変えることができる器官。骨と骨をつないで運動を起こすことができる筋を骨格筋という。

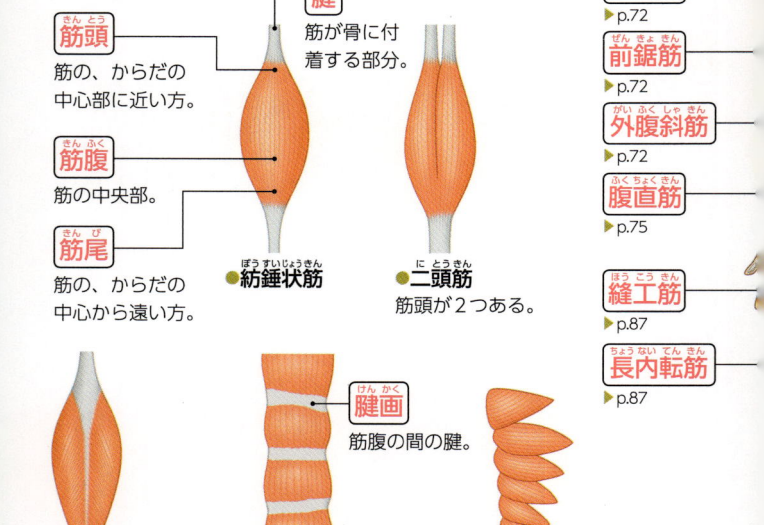

筋の形状と各部名称

腱
筋が骨に付着する部分。

筋頭
筋の、からだの中心部に近い方。

筋腹
筋の中央部。

筋尾
筋の、からだの中心から遠い方。

●**紡錘状筋**

●**二頭筋**
筋頭が2つある。

大胸筋
▶p.72

前鋸筋
▶p.72

外腹斜筋
▶p.72

腹直筋
▶p.75

縫工筋
▶p.87

長内転筋
▶p.87

腱画
筋腹の間の腱。

●**羽状筋**
短く数の多い筋線維が、鳥の羽のように斜めに走行している筋。

●**多腹筋**
筋腹が3つ以上に分かれている筋。

●**鋸筋**
筋の端が、のこぎりの歯のように広がっている筋。

全身のおもな骨格筋 [前面・後面]

- 顔面表情筋 ▶p.66
- 胸鎖乳突筋 ▶p.70
- 後頭筋 ▶p.68
- 広背筋 ▶p.76
- 僧帽筋 ▶p.76
- 三角筋 ▶p.80
- 上腕二頭筋 ▶p.80
- 上腕三頭筋 ▶p.82
- 腕橈骨筋 ▶p.80
- 大腿四頭筋 ▶p.87
- 大殿筋 ▶p.88
- 大腿二頭筋 ▶p.88
- 前脛骨筋 ▶p.87
- 腓腹筋 ▶p.88
- ヒラメ筋 ▶p.89

総論 | 骨格・関節系 | 筋系 | 循環器・リンパ系 | 呼吸器系 | 消化器系 | 泌尿器系 | 生殖器系 | 内分泌系 | 神経系 | 感覚器系

65

筋系

頭部の筋肉―1

頭部の筋は、顔面表情筋と咀嚼筋の2種類に大別される。顔面表情筋は顔面の皮膚につき、顔の表情をつくる。

● 笑った表情のときに収縮する筋

[眼輪筋]
[上唇挙筋]
[小頬骨筋]
[大頬骨筋]
[頬筋]
[笑筋]

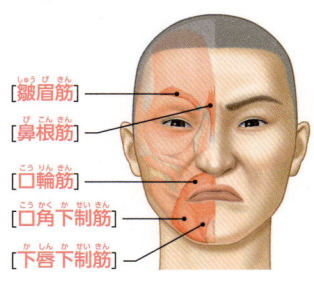

眼輪筋
上まぶたと下まぶたを引き寄せ、眼を閉じる。

鼻根筋
眉間を引き下げる。

上唇鼻翼挙筋
上唇と鼻翼を引き上げる。

小頬骨筋
上唇の外側を引き上げる。

大頬骨筋
口角を引き上げる。

笑筋
口角を外側に引く。

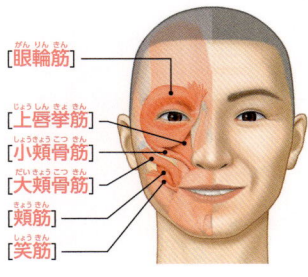

● 怒った表情のときに収縮する筋

[皺眉筋]
[鼻根筋]
[口輪筋]
[口角下制筋]
[下唇下制筋]

口角下制筋
口角を引き下げる。

下唇下制筋
下唇を引き下げる。

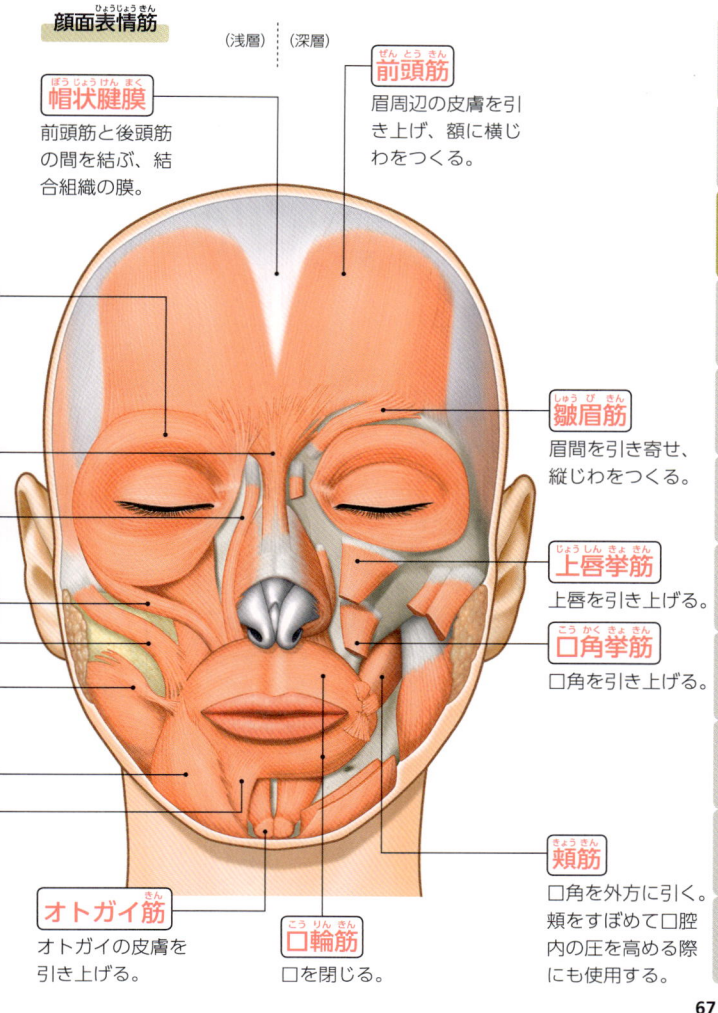

顔面表情筋

(浅層) (深層)

帽状腱膜
前頭筋と後頭筋の間を結ぶ、結合組織の膜。

前頭筋
眉周辺の皮膚を引き上げ、額に横じわをつくる。

皺眉筋
眉間を引き寄せ、縦じわをつくる。

上唇挙筋
上唇を引き上げる。

口角挙筋
口角を引き上げる。

頬筋
口角を外方に引く。頬をすぼめて口腔内の圧を高める際にも使用する。

オトガイ筋
オトガイの皮膚を引き上げる。

口輪筋
口を閉じる。

筋系

頭部の筋肉—2

咀嚼筋は文字どおり、顎関節の運動である咀嚼に関係する筋で、下顎骨に停止する。

顔面表情筋をはじめとする頭部の筋［側頭部］

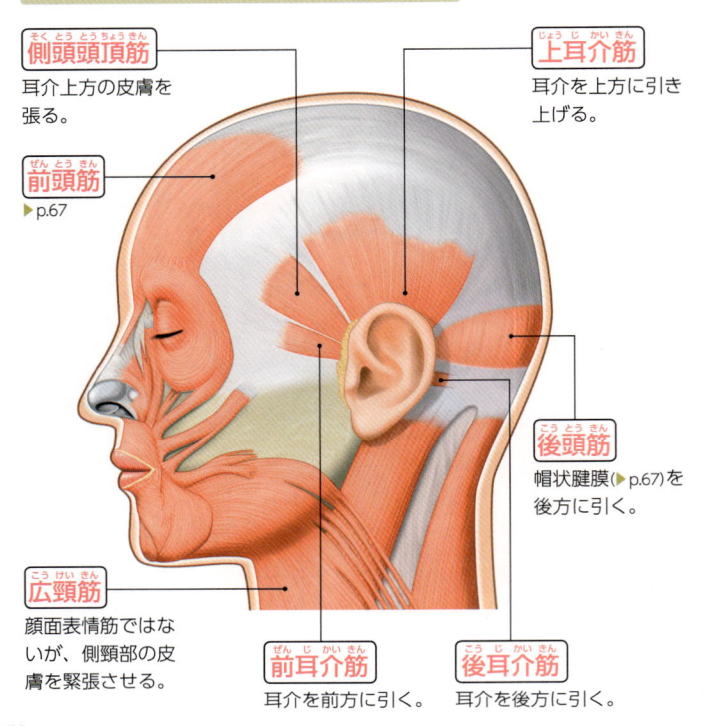

側頭頭頂筋
耳介上方の皮膚を張る。

前頭筋
▶p.67

上耳介筋
耳介を上方に引き上げる。

後頭筋
帽状腱膜(▶p.67)を後方に引く。

広頸筋
顔面表情筋ではないが、側頸部の皮膚を緊張させる。

前耳介筋
耳介を前方に引く。

後耳介筋
耳介を後方に引く。

咀嚼筋

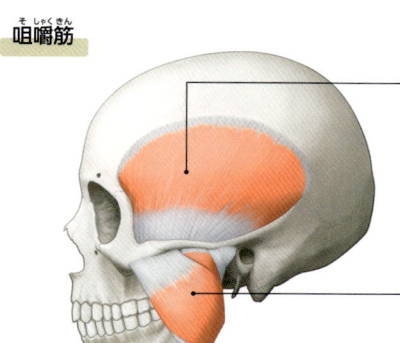

側頭筋
側頭骨の側面から起こる筋で、こめかみで触れることができる。下顎骨を引き上げ、口を閉じる。

咬筋
頬骨弓（▶p.45）から起こる筋で、頬の後方で触れることができる。下顎骨を引き上げ、口を閉じる。

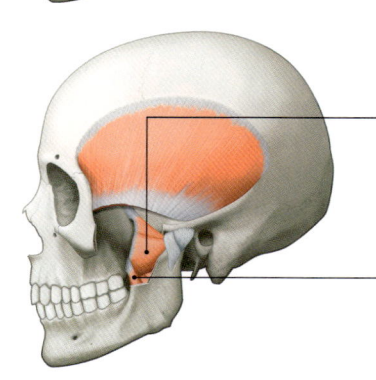

外側翼突筋
蝶形骨の翼状突起と下顎骨の関節突起につく筋で、下顎骨を前方に引く。

内側翼突筋
蝶形骨の翼状突起と下顎骨の内側面につく筋で、下顎骨を引き上げる。

📖 エラが張った顔

解剖学的な用語ではないが、一般に「エラが張った顔」というと下顎骨が外側に張り出し、咬筋をはじめとする咀嚼筋が発達した顔のイメージが浮かぶだろう。顔の骨や咀嚼筋は、幼児期からの食習慣によって発達の度合いが変わってくる。個人差はあるが現代の日本人の顔は、縄文時代の人に比べると、相当細く華奢になってきている。

筋系

頸部の筋肉

頸部の筋は表層から最下層まで4層に分かれている。最表層から、胸鎖乳突筋、舌骨上筋群・下筋群、斜角筋群、椎前筋群となる。

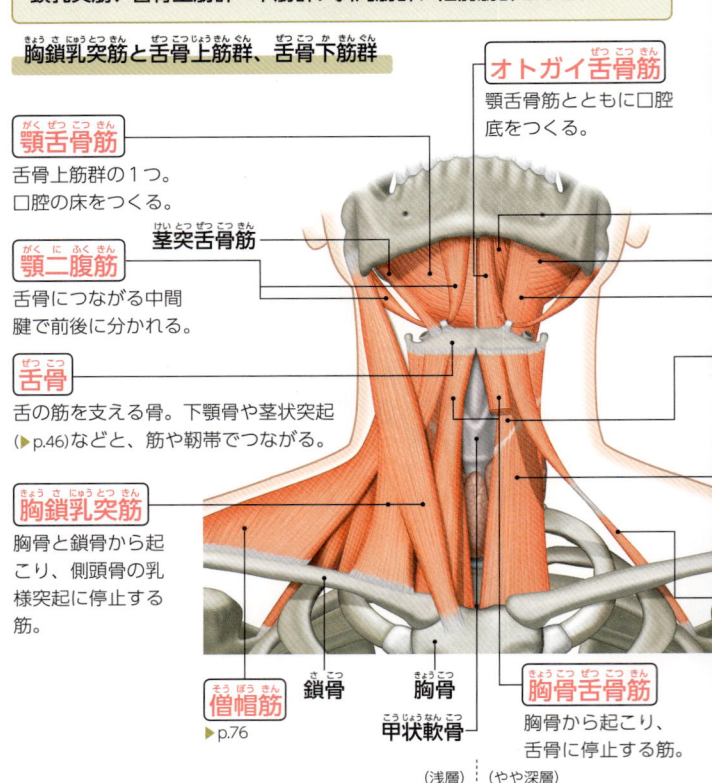

胸鎖乳突筋と舌骨上筋群、舌骨下筋群

顎舌骨筋
舌骨上筋群の1つ。
口腔の床をつくる。

顎二腹筋
舌骨につながる中間腱で前後に分かれる。

舌骨
舌の筋を支える骨。下顎骨や茎状突起（▶p.46）などと、筋や靭帯でつながる。

胸鎖乳突筋
胸骨と鎖骨から起こり、側頭骨の乳様突起に停止する筋。

僧帽筋
▶p.76

茎突舌骨筋

オトガイ舌骨筋
顎舌骨筋とともに口腔底をつくる。

鎖骨　胸骨　**胸骨舌骨筋**
甲状軟骨　胸骨から起こり、舌骨に停止する筋。

（浅層）　（やや深層）

■頸部の筋の分類

舌骨上筋群	顎舌骨筋、顎二腹筋、オトガイ舌骨筋、茎突舌骨筋 下顎を引き下げ、口を開くあるいは舌骨を引き上げる
舌骨下筋群	胸骨舌骨筋、肩甲舌骨筋、胸骨甲状筋、甲状舌骨筋 舌骨あるいは喉頭を引き下げ、口を開く
斜角筋群	前斜角筋、中斜角筋、後斜角筋 頸の前屈や側屈を行うほか、第1〜第2肋骨を引き上げる
椎前筋群	頸長筋、頭長筋、前頭直筋、外側頭直筋 頸の前屈や側屈を行う

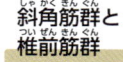

斜角筋群と椎前筋群

前頭直筋
外側頭直筋
第1頸椎と後頭骨を結ぶ筋。

頸長筋
頭長筋
椎体の前面を走る筋。

— オトガイ舌筋
— 茎突舌骨筋
— 舌骨舌筋

甲状舌骨筋
甲状軟骨と舌骨を結ぶ筋。

中斜角筋

後斜角筋

胸骨甲状筋
胸骨と甲状軟骨を結ぶ筋。

肩甲舌骨筋
肩甲骨と舌骨を結ぶ二腹筋。

斜角筋隙
前斜角筋と中斜角筋とのすき間のことで、鎖骨下動脈などが通る。

前斜角筋
斜角筋は頸椎の横突起と肋骨を結ぶ筋。

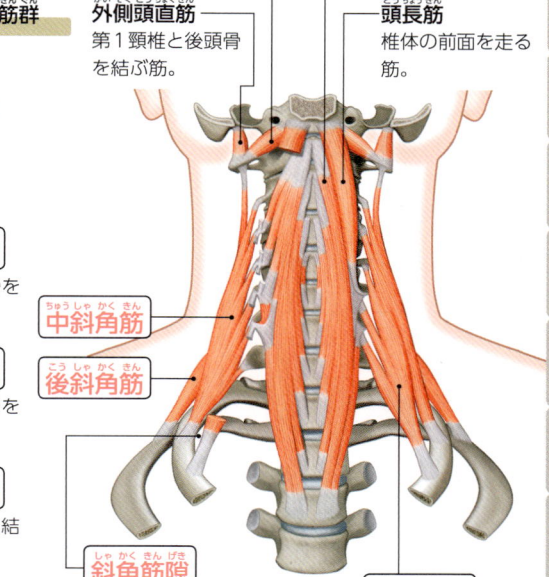

筋系

胸部の筋肉

胸部には、上腕や肋骨の運動を行う表層の浅胸筋、呼吸運動を行う深胸筋、胸腔と腹腔を仕切る横隔膜がある。

胸部のおもな筋肉

(浅層) | (深層)

大胸筋

鎖骨、胸骨などから起こり、上腕骨の上部に停止する筋。肩関節の運動に関わる。

前鋸筋

肋骨から起こり、肩甲骨の内側縁に停止する筋。肩甲骨を下外側方に引く。

外腹斜筋

側腹部の最表層の筋。胸郭下部から起こって前下方に走り、腹直筋鞘(▶p.75)と鼠径靭帯(▶p.74)に終わる。

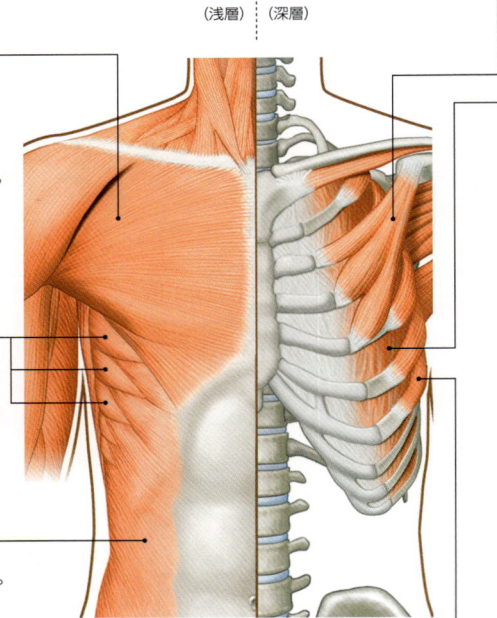

前鋸筋

横隔膜[下面から見たところ]

腱中心
ドーム状に盛り上がった中心部。じょうぶな結合組織でできている。

胸骨

食道裂孔

小胸筋
大胸筋の深部にある筋で、肋骨と肩甲骨の烏口突起(▶p.53)を結ぶ。肩甲骨を前下方に引く。

外肋間筋
肋骨の間を斜め前下方に走る筋。肋骨を上げ、胸郭の容積を増す。

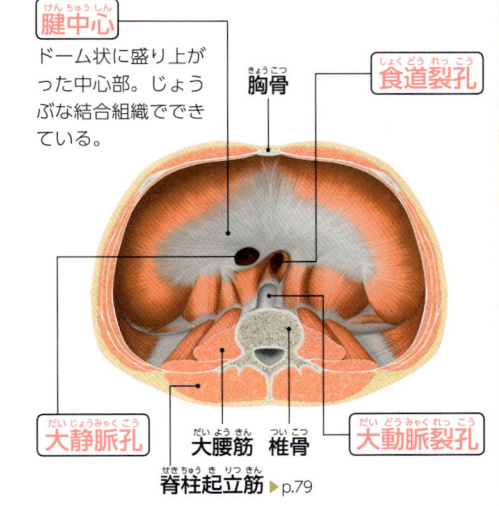

大静脈孔

大腰筋　**椎骨**

大動脈裂孔

脊柱起立筋 ▶p.79

呼吸時の横隔膜の位置

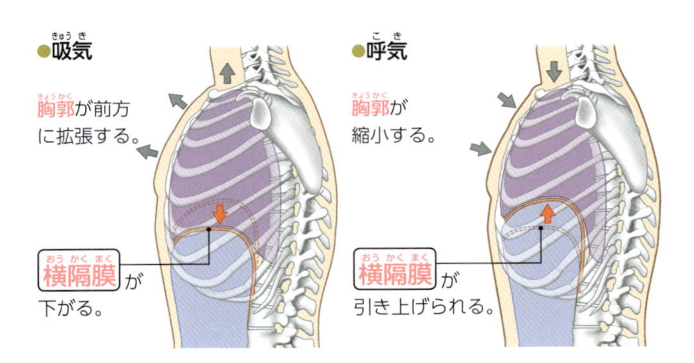

●**吸気**

胸郭が前方に拡張する。

横隔膜が下がる。

●**呼気**

胸郭が縮小する。

横隔膜が引き上げられる。

筋系

腹部の筋肉

腹部の周囲は腹壁といい、おもに筋肉でできている。腹壁は前腹部(前壁)と側腹部(外側壁)、背側部(後壁)に分けられる。

腹部のおもな筋肉

白線
左右の腹直筋鞘が正中線で合わさった部分。

外腹斜筋
▶p.72

内腹斜筋
側腹部の第2層の筋。骨盤上縁部から起こり、前上方に向かって走行し、腹直筋鞘に終わる。

腹横筋
側腹部の最深層の筋。胸郭の下部、胸腰筋膜(▶p.76)、骨盤上部などから起こり、水平に走り、腹直筋鞘に終わる。

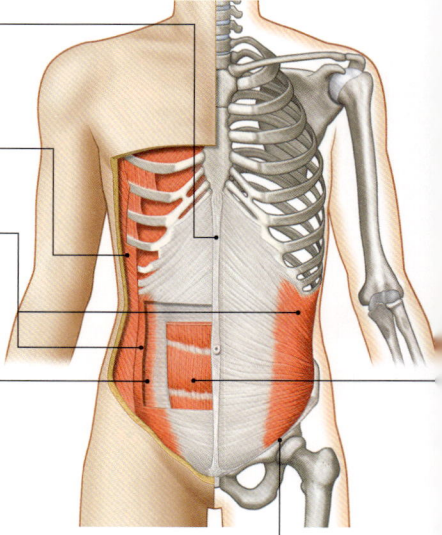

鼡径靭帯
体幹と大腿の境界をなす靭帯で、外腹斜筋が停止する。すぐ上には鼡径管という間隙があり、男性では精管、女性では子宮円索が通る。

腹部・背部の筋肉 [水平断面]

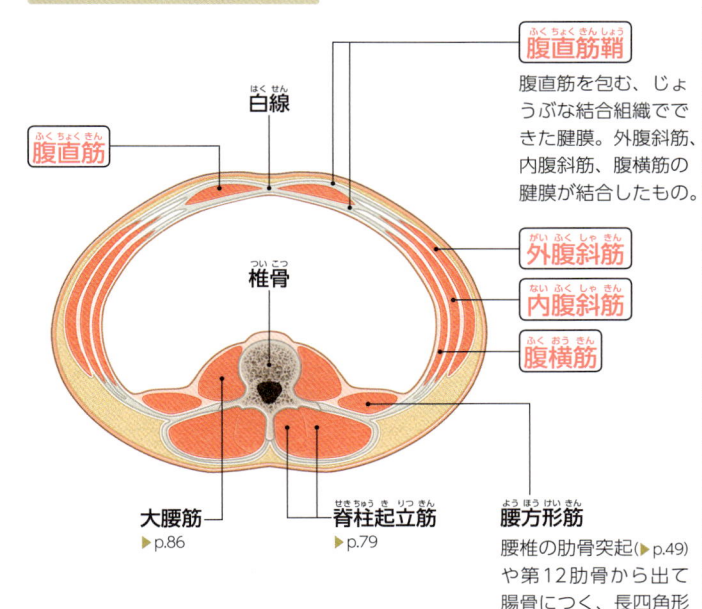

白線

腹直筋

腹直筋鞘
腹直筋を包む、じょうぶな結合組織でできた腱膜。外腹斜筋、内腹斜筋、腹横筋の腱膜が結合したもの。

椎骨

外腹斜筋

内腹斜筋

腹横筋

大腰筋
▶p.86

脊柱起立筋
▶p.79

腰方形筋
腰椎の肋骨突起(▶p.49)や第12肋骨から出て腸骨につく、長四角形の筋。

腹直筋
白線の両側を上下に走行する筋。腹直筋鞘というじょうぶな腱膜に覆われている。

「いきむ」とは

排便や排尿、咳などの際には、外腹斜筋、内腹斜筋、腹横筋、脊柱起立筋、横隔膜など、腹壁を構成する筋肉が同時に収縮し、腹腔内の圧力を高める必要がある。これがいわゆる「いきむ」という状態である。

筋系

背部の筋肉—1

背部には、肩甲骨と上腕の運動を行う浅層の筋と、脊柱に関係する深層の筋がある。

体表面から見える筋肉

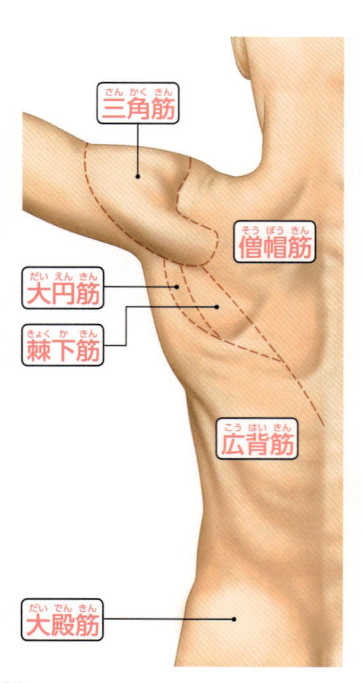

僧帽筋
後頭骨および、頸椎・胸椎の棘突起から幅広く起こり、肩甲骨と鎖骨に停止する。肩甲骨が上下や回転の運動をする際にはたらく。

棘下筋
▶p.82

大円筋
▶p.83

広背筋
胸椎下部や腰椎、腸骨から起こり、上外方に走って上腕骨に停止する筋。上腕を内旋・内転させる。

胸腰筋膜
固有背筋(▶p.78)を前後から包む膜で、広背筋や腹横筋がここから始まる。

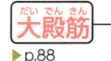

大殿筋
▶p.88

三角筋
僧帽筋
大円筋
棘下筋
広背筋
大殿筋

背部のおもな筋肉 [向かって右側はやや深層]

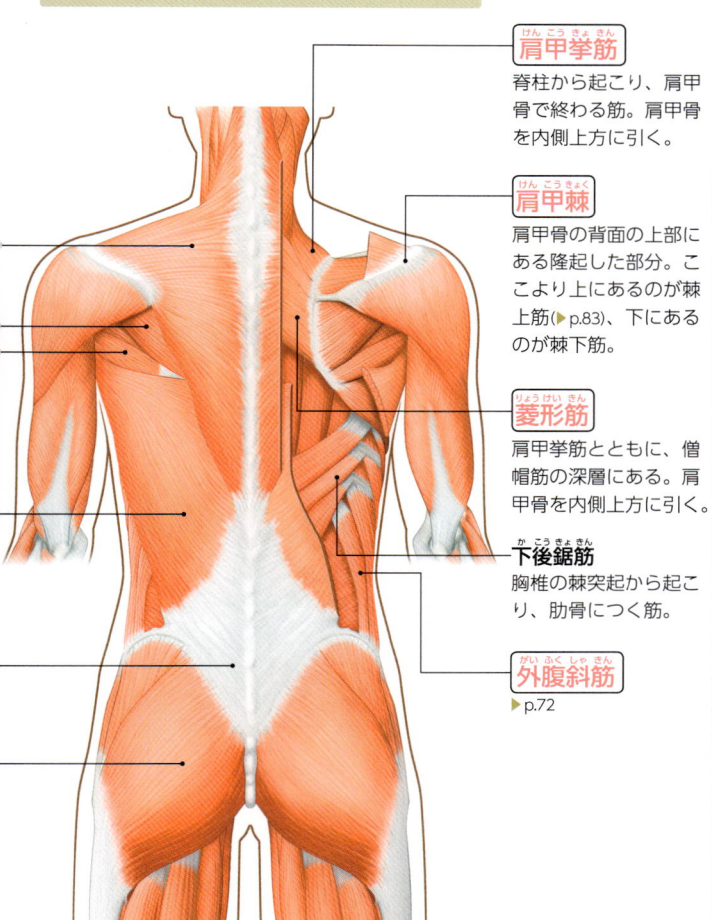

肩甲挙筋（けんこうきょきん）
脊柱から起こり、肩甲骨で終わる筋。肩甲骨を内側上方に引く。

肩甲棘（けんこうきょく）
肩甲骨の背面の上部にある隆起した部分。ここより上にあるのが棘上筋(▶p.83)、下にあるのが棘下筋。

菱形筋（りょうけいきん）
肩甲挙筋とともに、僧帽筋の深層にある。肩甲骨を内側上方に引く。

下後鋸筋（かこうきょきん）
胸椎の棘突起から起こり、肋骨につく筋。

外腹斜筋（がいふくしゃきん）
▶p.72

筋系

背部の筋肉—2

背部の深層にある筋肉は、頭蓋に近いところ以外は脊柱(▶p.49)だけに関係するため、固有背筋ともよばれる。

固有背筋（外側筋群）

※おもに椎骨の横突起の外側を走る筋群

最長筋

脊柱起立筋の1つで腸肋筋の内側にある。両側が収縮すると脊柱が伸展し、片側が収縮すると脊柱がそちら側に曲がる。

板状筋

頭板状筋と頸板状筋があり、頭板状筋は頭蓋骨についている。左右両方が収縮すると頭が後屈し、片側が収縮すると頭がそちら側に曲がる。

腸肋筋

脊柱起立筋の1つで最も外側にある。作用は最長筋と同じ。

横突間筋

頸椎の横突起や腰椎の肋骨突起などを上下につなぐ。

■ 固有背筋の分類

深層	横突間筋、棘間筋、横突棘筋
中間層～浅層	脊柱起立筋(棘筋、最長筋、腸肋筋)
最表層	板状筋

固有背筋(内側筋群)

※棘突起と横突起の間を走る筋群

半棘筋

横突棘筋は横突起と棘突起を結ぶ筋で、**半棘筋、多裂筋、回旋筋**がある。両側が収縮すると脊柱が伸展し、片側が収縮するとそちら側に曲がると同時に回旋する。

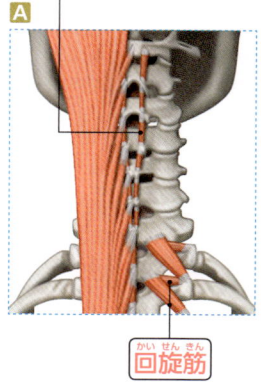

棘間筋

隣り合う頸椎、胸椎、腰椎の棘突起間を結び、脊柱を伸展させる筋。

回旋筋

多裂筋

棘筋

脊柱起立筋の1つで最も内側にある。腰椎上部、胸椎、頸椎の棘突起を結ぶ。両側が収縮すると頸椎と胸椎が伸展し、片側が収縮するとそちら側に曲がる。

筋系

上肢の筋肉（前面）

上肢の前面には、上肢の各関節を屈曲するための筋（屈筋群）がある。また、前腕を回内させる筋もある。

上肢の筋肉［浅層］

三角筋
肩関節を覆う筋で、肩甲骨と鎖骨から起こり、上腕骨につく。上腕を外転させる。

大胸筋
▶p.72

上腕二頭筋
いわゆる力こぶをつくる筋。肩甲骨から起こり、橈骨の上部で終わる。肘関節を屈曲させたり前腕を回外させたりする。

腕橈骨筋
上腕骨の下部から起こり、橈骨の下部で終わる筋。肘関節を屈曲させる。

橈側手根屈筋

円回内筋
前腕の近位部を、尺側から橈側へ向かい、前腕を回内させる。

屈筋支帯
手首の前面にある靭帯で、その深層には手根管（▶p.84）という通路がある。

尺側手根屈筋

浅指屈筋
上腕骨と橈骨から起こり、4つの腱に分かれて示指〜小指に向かう。中節骨で終わる。

長掌筋
上腕骨の下端内側から起こり手掌腱膜につながる、長い腱をもつ筋。

上肢の筋肉［深層］

肩甲下筋
肩甲骨の肋骨面から起こり、上腕骨の上部で終わる筋。上腕を内旋させる。

烏口腕筋
肩甲骨の烏口突起から起こり、上腕骨で終わる筋。上腕の内転、内旋、前方挙上をさせる。

小胸筋
▶p.73

上腕筋
上腕骨の前面と尺骨を結ぶ筋。肘関節を強く屈曲させる。

長母指屈筋
橈骨前面から母指の末節骨までを結ぶ長い筋で、母指を屈曲する。

深指屈筋
浅指屈筋と同じく4本の腱に分かれて示指〜小指に向かい、末節骨で終わる。

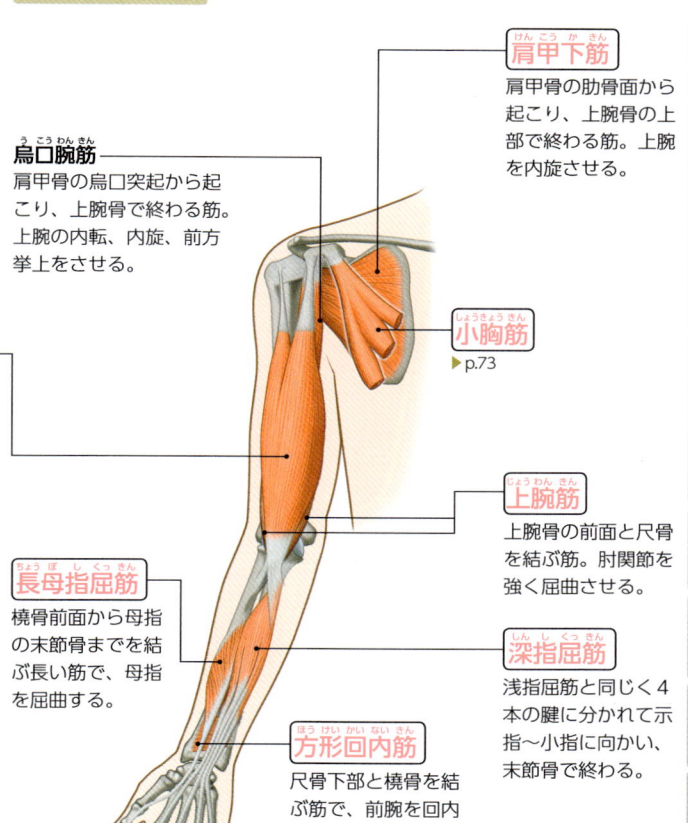

方形回内筋
尺骨下部と橈骨を結ぶ筋で、前腕を回内させる。

筋系

上肢の筋肉（後面）

上肢の後面には、上肢の各関節を伸展するための筋（伸筋群）がある。また、前腕を回外させる筋もある。

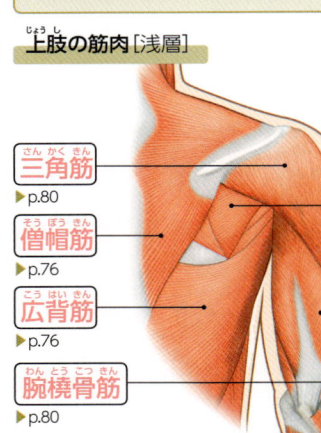

上肢の筋肉［浅層］

棘下筋
肩甲骨の肩甲棘の下から起こり、上腕骨の上部で終わる筋。上腕を外旋する。

三角筋
▶p.80

僧帽筋
▶p.76

広背筋
▶p.76

上腕三頭筋
筋頭が3つあり、肩甲骨および上腕骨から起こり、尺骨の肘頭に停止する筋。上腕を伸展する。

腕橈骨筋
▶p.80

長橈側手根伸筋
上腕骨の下端から起こり、手首後面に続く筋。短橈側手根伸筋とともに、手首の伸展や外転のはたらきをする。

尺側手根屈筋

尺側手根伸筋
上腕骨の下端から第5中手骨へ続く筋。手根の伸展および内転のはたらきがある。

総指伸筋
上腕骨の下端から起こり、4本の腱に分かれる筋。示指〜小指を伸展する。

小指伸筋
総指伸筋の小指への腱とともに、指背腱膜をつくる。

短橈側手根伸筋

上肢の筋肉 [深層]

棘上筋
肩甲骨の肩甲棘の上から起こる筋。棘下筋とともに上腕を外旋する。

小円筋
肩甲骨の外側から起こり、上腕骨の上部に終わる。上腕を外旋する。

外側腋窩隙
内側腋窩隙

大円筋
肩甲骨の下部から起こり、広背筋（▶p.76）とともに上外方に走って上腕骨に停止する筋。上腕を内旋・内転させる。

回外筋
尺骨と橈骨の肘関節近くを結ぶ筋。前腕を回外する。

長母指外転筋
第1中手骨で終わる筋。母指を外転させる。

長母指伸筋
母指を伸展させたときに、腱が突出して見える。

短母指伸筋
母指の基節骨で終わる筋。母指を外転・伸展させる。

示指伸筋
総指伸筋の腱とともに示指の指背腱膜をつくる。

筋系

手の筋肉と腱

手には、前腕にある屈筋や伸筋の腱が伸びている。手掌側には母指球、小指球など、指の細かい運動をするための筋がある。

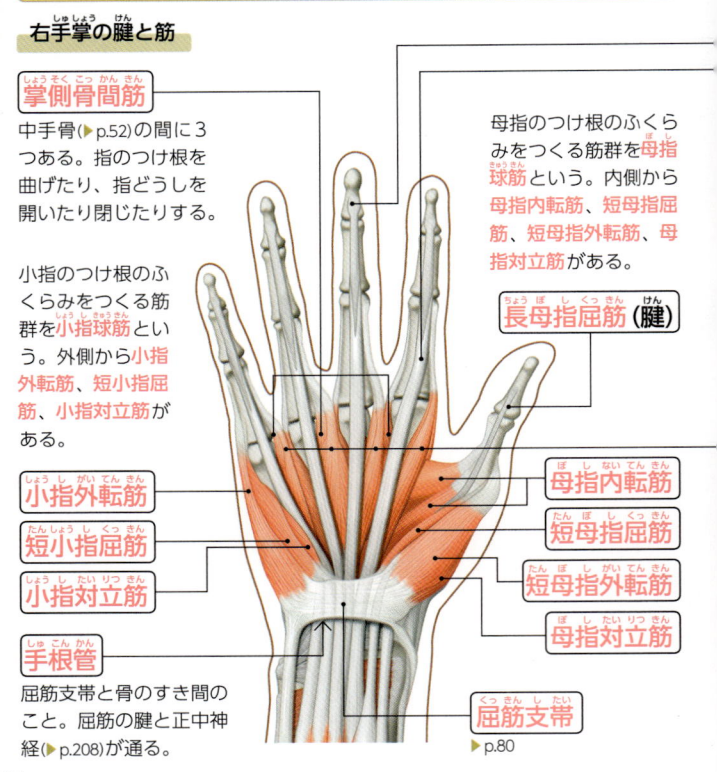

右手掌の腱と筋

掌側骨間筋
中手骨(▶p.52)の間に3つある。指のつけ根を曲げたり、指どうしを開いたり閉じたりする。

小指のつけ根のふくらみをつくる筋群を小指球筋という。外側から小指外転筋、短小指屈筋、小指対立筋がある。

母指のつけ根のふくらみをつくる筋群を母指球筋という。内側から母指内転筋、短母指屈筋、短母指外転筋、母指対立筋がある。

長母指屈筋(腱)

小指外転筋

短小指屈筋

小指対立筋

母指内転筋

短母指屈筋

短母指外転筋

母指対立筋

手根管
屈筋支帯と骨のすき間のこと。屈筋の腱と正中神経(▶p.208)が通る。

屈筋支帯
▶p.80

橈側から見た右手の指

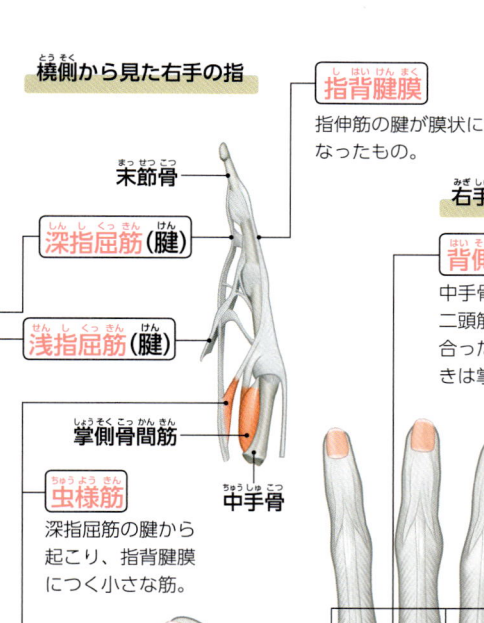

指背腱膜
指伸筋の腱が膜状になったもの。

- 末節骨
- 深指屈筋（腱）
- 浅指屈筋（腱）
- 掌側骨間筋
- 中手骨

虫様筋
深指屈筋の腱から起こり、指背腱膜につく小さな筋。

右手背の腱と筋

背側骨間筋
中手骨（▶p.52）の間に4つある。二頭筋で、各中手骨の向かい合った面から起こる。はたらきは掌側骨間筋と同じ。

- 小指伸筋（腱）
- 長母指伸筋（腱）
- 長母指外転筋（腱）と
- 短母指伸筋（腱）
- 長橈側手根伸筋（腱）
- 短橈側手根伸筋（腱）

伸筋支帯
屈筋支帯と同様に、手に向かう腱が浮いたり動いたりしないように保定する靭帯。

筋系

下肢の筋肉（前面）

下肢の大腿部の筋は、伸筋群、屈筋群、内転筋群の3つに分かれる。
下腿部の筋も、伸筋群、屈筋群、腓骨筋群の3つに分かれる。

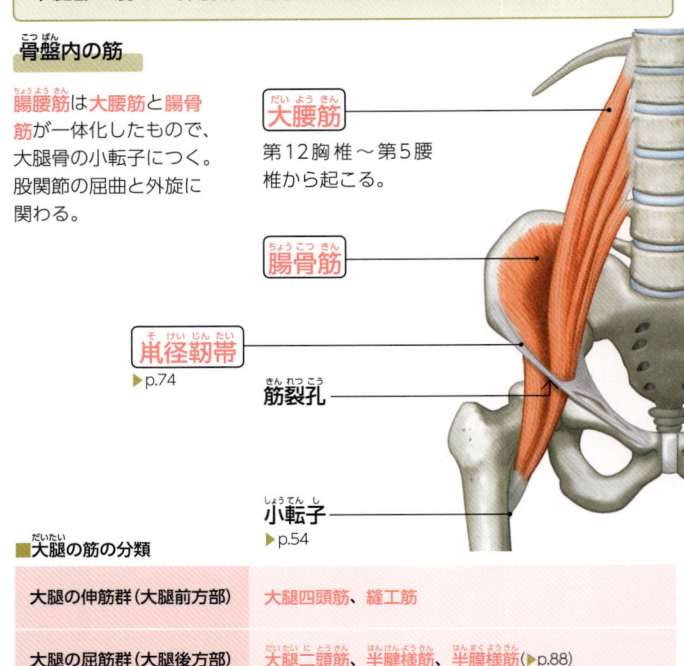

骨盤内の筋

腸腰筋は大腰筋と腸骨筋が一体化したもので、大腿骨の小転子につく。股関節の屈曲と外旋に関わる。

大腰筋
第12胸椎～第5腰椎から起こる。

腸骨筋

鼠径靭帯
▶p.74

筋裂孔

小転子
▶p.54

■大腿の筋の分類

大腿の伸筋群（大腿前方部）	大腿四頭筋、縫工筋
大腿の屈筋群（大腿後方部）	大腿二頭筋、半腱様筋、半膜様筋（▶p.88）
大腿の内転筋群	外閉鎖筋（▶p.89）、恥骨筋、短内転筋、長内転筋、大内転筋（▶p.88）、薄筋

※短内転筋はp.87の恥骨筋の深層にあり、見えない。

下肢の筋肉［前面］

大腿筋膜張筋
大腿の屈曲と内旋をする。

腸腰筋

大腿四頭筋
大腿の前面にある代表的な伸筋で、4つの筋頭をもつ。それぞれに大腿直筋、外側広筋、内側広筋、中間広筋（大腿直筋の深層にある）と名がついている。

恥骨筋

長内転筋
恥骨と大腿骨を結ぶ筋で、内転筋の1つ。

大腿直筋

外側広筋

内側広筋

薄筋

縫工筋
大腿の前面を斜めに下る伸筋の1つ。

膝蓋靭帯
大腿四頭筋が停止する腱。

前脛骨筋
伸筋の1つで、足を背屈したり、内反したりする。

腓腹筋 ▶p.88

ヒラメ筋 ▶p.89

長腓骨筋

短腓骨筋
ともに外果（▶p.90）後方から足底に至り、足を底屈したり、外反したりする。

長指伸筋
4本の腱に分かれ、第2指から第5指の伸展と、足の背屈をする。

筋系

下肢の筋肉（後面）

下肢帯の筋は、骨盤内の腸腰筋（▶p.86）と骨盤外の筋群に分かれる。
骨盤外の筋群は、殿部の殿筋群とその深層にある外旋筋群に分かれる。

下肢の筋肉 [後面]

大殿筋
骨盤の後面から起こり、殿部のふくらみをつくる大きな筋。大腿の伸展と外旋をする。

薄筋

大内転筋
大腿を強力に内転する筋群の1つで、寛骨の下面から起こり大腿骨の内側面で終わる。

半膜様筋

大腿二頭筋
大腿後面の外側部にある大きな筋。筋頭が2つあり、1つは寛骨下面から、もう1つは大腿骨後面から起こる。

大腿二頭筋、半膜様筋、半腱様筋を合わせてハムストリングとよぶ。下腿を屈曲する屈筋群である。

膝窩

腓腹筋
大腿骨下端から起こる、筋頭が2つある筋。

腓腹筋とヒラメ筋を合わせて下腿三頭筋とよぶ。足を底屈させる。

踵骨腱（アキレス腱）
下腿三頭筋が踵骨に停止する腱。

■ 下腿の筋の分類

下腿の伸筋群（下腿前方部）	前脛骨筋、長指伸筋（▶p.87）、長母指伸筋
下腿の屈筋群（下腿後方部）	下腿三頭筋、後脛骨筋、長母指屈筋、長指屈筋、膝窩筋
下腿の腓骨筋群（下腿外側部）	長腓骨筋、短腓骨筋（▶p.87）

※長母指伸筋はp.87の前脛骨筋の深層にあり、見えない。

(浅層)

中殿筋（ちゅうでんきん）

(深層)

小殿筋（しょうでんきん）
中殿筋の深層で、骨盤の後面から起こり大転子につく。大腿の外転と内旋をする。

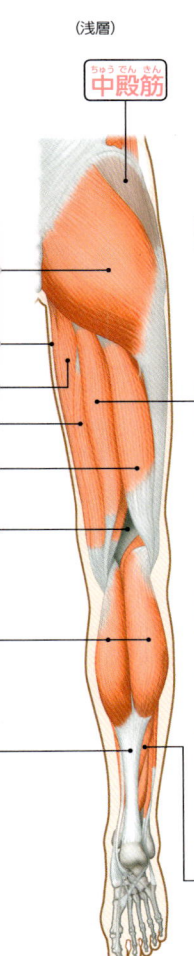

梨状筋（りじょうきん）
外旋筋群の1つ。大腿を外旋する。

外閉鎖筋（がいへいさきん）
内転筋群（▶p.86）の1つで、大腿を内転する。

半腱様筋（はんけんようきん）
大腿後面の内側部にあり、下腿を屈曲する。寛骨の下面から起こり、脛骨の上端で終わる。

膝窩筋（しっかきん）
下腿の屈筋群の1つ。

長指屈筋（ちょうしくっきん）
下腿の深層にある屈筋群の1つで、下腿後面から起こり、第2〜第5指の末節骨（▶p.56）まで伸びる。

後脛骨筋（こうけいこつきん）
下腿の深層にある屈筋群の1つで、足根骨まで伸びる。

長母指屈筋（ちょうぼしくっきん）
下腿の深層にある屈筋群の1つで、第1指の末節骨まで伸びる。

ヒラメ筋（きん）
腓腹筋の深層にあり、腓骨・脛骨の後面から起こる。

89

筋系

足の筋肉と腱

足には、下腿の筋群の腱が伸びている。また、足根骨や中足骨(▶p.56)から起こる筋群もあり、指の運動に関わっている。

左足の筋と腱[足背側]

長指伸筋
▶p.87

上伸筋支帯
はたらきは下伸筋支帯と同じ。脛骨と腓骨の間を結ぶ。

外果

下伸筋支帯
足に向かう伸筋の腱が浮いたり動いたりしないように保定する靭帯。

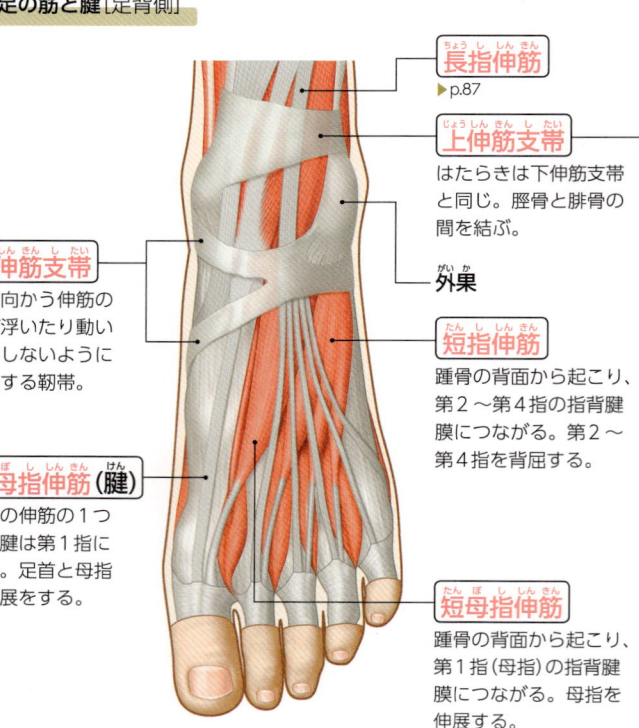

短指伸筋
踵骨の背面から起こり、第2〜第4指の指背腱膜につながる。第2〜第4指を背屈する。

長母指伸筋(腱)
下腿の伸筋の1つで、腱は第1指につく。足首と母指の伸展をする。

短母指伸筋
踵骨の背面から起こり、第1指(母指)の指背腱膜につながる。母指を伸展する。

右足の筋と腱 [脛骨側から見る]

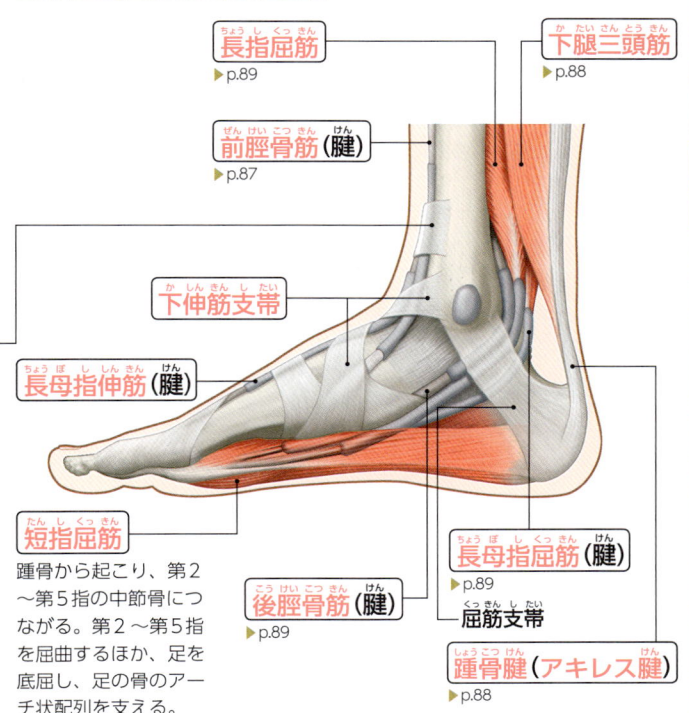

- 長指屈筋 ▶p.89
- 下腿三頭筋 ▶p.88
- 前脛骨筋(腱) ▶p.87
- 下伸筋支帯
- 長母指伸筋(腱)
- 短指屈筋
- 後脛骨筋(腱) ▶p.89
- 長母指屈筋(腱) ▶p.89
- 屈筋支帯
- 踵骨腱(アキレス腱) ▶p.88

踵骨から起こり、第2〜第5指の中節骨につながる。第2〜第5指を屈曲するほか、足を底屈し、足の骨のアーチ状配列を支える。

📔 アキレス腱断裂

下腿三頭筋を踵骨につないでいるのがアキレス腱で、立ったり歩いたりする際に、はたらく。アキレス腱断裂は、十分な準備運動をせずに強い負荷がかかる運動をした場合などに起こりやすい。アキレス腱が切れると大きな音がして、とたんに歩けなくなる。治療には、装具で固定して自然と癒合するのを待つ方法と、切れたアキレス腱を縫合手術する方法がある。

筋系

筋肉の構造

骨格筋(▶p.94)は、細長い筋線維(筋細胞)が多数集まって束になったものである。筋線維の中には筋が収縮するためのしくみがある。

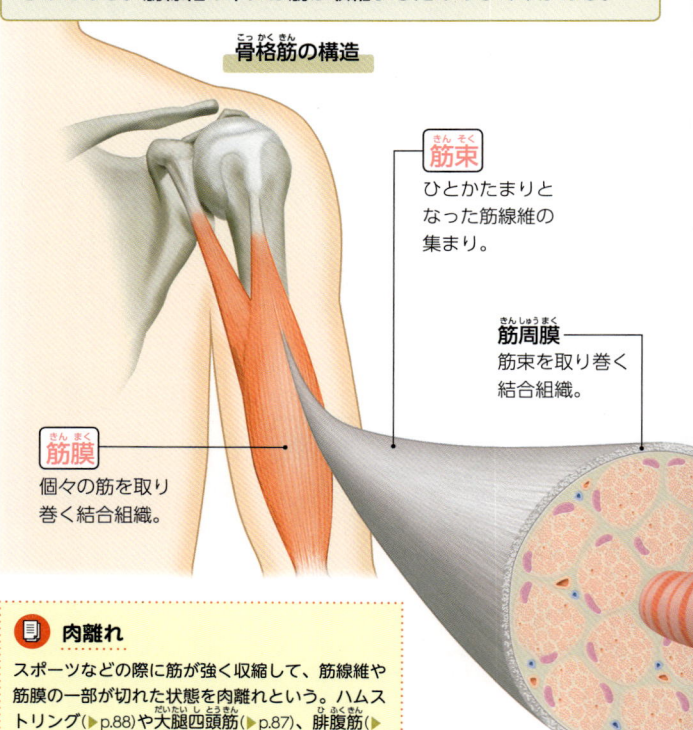

骨格筋の構造

筋束
ひとかたまりとなった筋線維の集まり。

筋周膜
筋束を取り巻く結合組織。

筋膜
個々の筋を取り巻く結合組織。

> 📖 **肉離れ**
> スポーツなどの際に筋が強く収縮して、筋線維や筋膜の一部が切れた状態を肉離れという。ハムストリング(▶p.88)や大腿四頭筋(▶p.87)、腓腹筋(▶p.88)などに起こりやすい。

アクチン（フィラメント）
アクチンというたんぱく質が細長くつながった線維。

ミオシン（フィラメント）
ミオシンというたんぱく質が束になった、やや太い線維。

ミトコンドリア
筋細胞が収縮するのに必要なエネルギーを産出する。

筋原線維（きんげんせんい）
筋線維を構成する線維で、アクチン（フィラメント）とミオシン（フィラメント）でできている。アクチンがミオシンの間に滑り込むことで筋が収縮する。

横細管（おうさいかん）（T細管）
筋細胞内を横走する細胞膜が陥入した細管。

核（かく）

筋線維（きんせんい）（筋細胞）
1つ1つの細胞が細長いので、線維とよばれる。

筋内膜（きんないまく）
筋細胞を取り巻く結合組織。

筋系

筋肉の種類

筋は、筋細胞の違いによって3種類に分けられる。

●横紋筋

骨格筋と心筋は、筋線維の中に横縞模様があるため、横紋筋とよばれる。

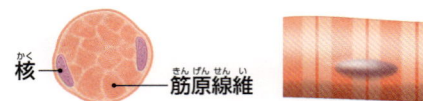

核 — 筋原線維

骨格を動かす筋を骨格筋という。多数の細胞が融合して、細長い筋線維をつくっている。意識的に動かすことができるので、随意筋ともいう。

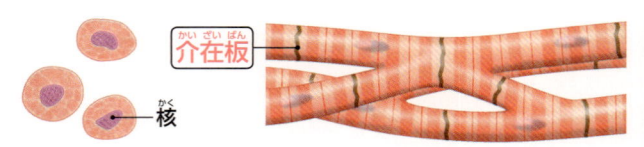

介在板
核

心臓壁をつくる筋を心筋という。介在板を挟んで細胞がつながり、網状に広がる。横紋はあるが、意識的に動かせないので不随意筋という。

●平滑筋

細長い紡錘状の細胞が並ぶ。筋原線維のような束をつくらないため、横紋が見られない。内臓筋が相当する。

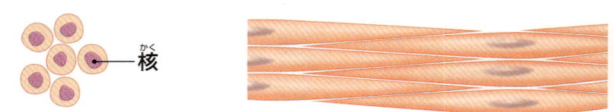

核

内臓筋は消化管などの臓器や血管壁、皮膚の立毛筋(▶p.228)などをつくる平滑筋。意識的に動かせない不随意筋である。

第4章 循環器・リンパ系

循環器・リンパ系

肺循環と体循環

血液の経路は心臓と肺を巡る肺循環と、心臓と全身を巡る体循環がある。心臓から出る経路を動脈系、心臓に向かう経路を静脈系という。

肺循環

肺動脈を通って静脈血を肺に送り、動脈血を肺静脈から心臓に戻す。

体循環

大動脈から動脈血を全身に送り、静脈血を大静脈から心臓に戻す。

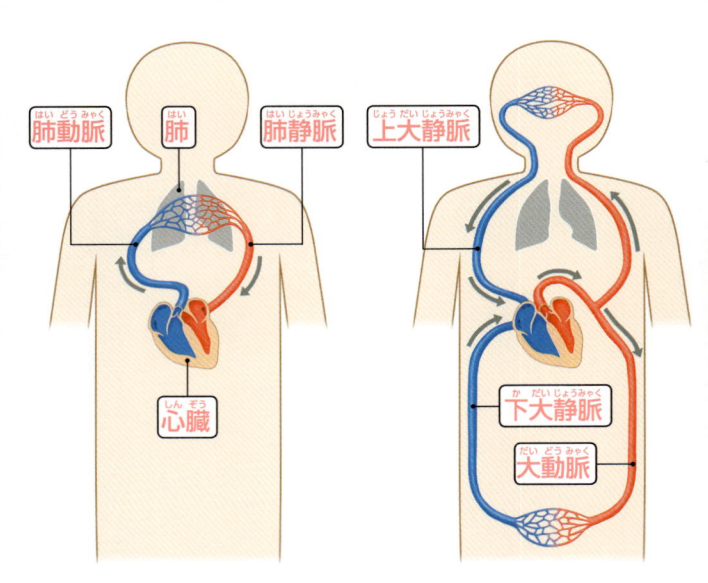

肺動脈　肺　肺静脈　心臓

上大静脈　下大静脈　大動脈

全身の血液循環

頭部を含む上半身の毛細血管

上大静脈
上半身の血液を集めて心臓に戻す太い静脈。右心房に入る。

肺静脈
肺から出て、心臓の左心房に入る。

肺動脈
心臓の右心室から出て、肺に向かう。

右心房

左心房

右心室

左心室

門脈
▶ p.108

下大静脈
下半身の血液を集めて心臓に戻す太い静脈。右心房に入る。

下行大動脈
胸大動脈と腹大動脈を合わせて、このようによぶ。

下半身の毛細血管

循環器・リンパ系

心臓の構造

血液は、上大静脈と下大静脈から右心房に入り、右心室から肺に送られる。肺から左心房に戻され、左心室から大動脈に送られる。

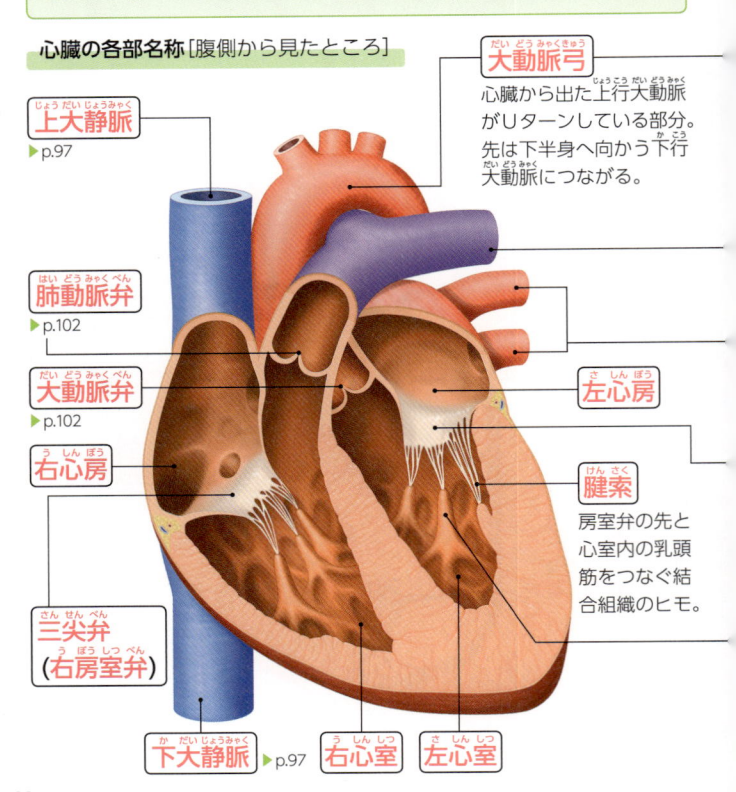

心臓の各部名称［腹側から見たところ］

大動脈弓
心臓から出た上行大動脈がUターンしている部分。先は下半身へ向かう下行大動脈につながる。

上大静脈
▶p.97

肺動脈弁
▶p.102

大動脈弁
▶p.102

右心房

左心房

腱索
房室弁の先と心室内の乳頭筋をつなぐ結合組織のヒモ。

三尖弁（右房室弁）

下大静脈 ▶p.97

右心室

左心室

■ 血液の流れる順路

二酸化炭素を多く含む血液の流れ	上・下大静脈→右心房→右心室→肺動脈
酸素を多く含む血液の流れ	肺静脈→左心房→左心室→大動脈弓

心臓の各部名称[背側から見たところ]

腕頭静脈
鎖骨下静脈と内頸静脈が合流したもの。左右2本ある。

右肺動脈
心臓から右肺に向かう。二酸化炭素が多い血液が流れる。

左肺動脈
心臓から左肺に向かう。

上大静脈

左肺静脈
左肺から心臓に向かう。2本ある。

僧帽弁（左房室弁）

乳頭筋
心室の収縮時に一緒に収縮し、腱索でつながっている僧帽弁と三尖弁を引っ張るので、弁が強く閉じる。

冠状静脈洞
▶ p.101

下大静脈

右肺静脈
右肺から心臓に向かう。2本ある。

循環器・リンパ系

心臓に分布する血管

左右の冠状動脈は大動脈弁(▶p.102)のすぐ上から出て、枝分かれしながら心臓の壁に血液を供給する。

心臓の動脈と静脈 [腹側から見たところ]

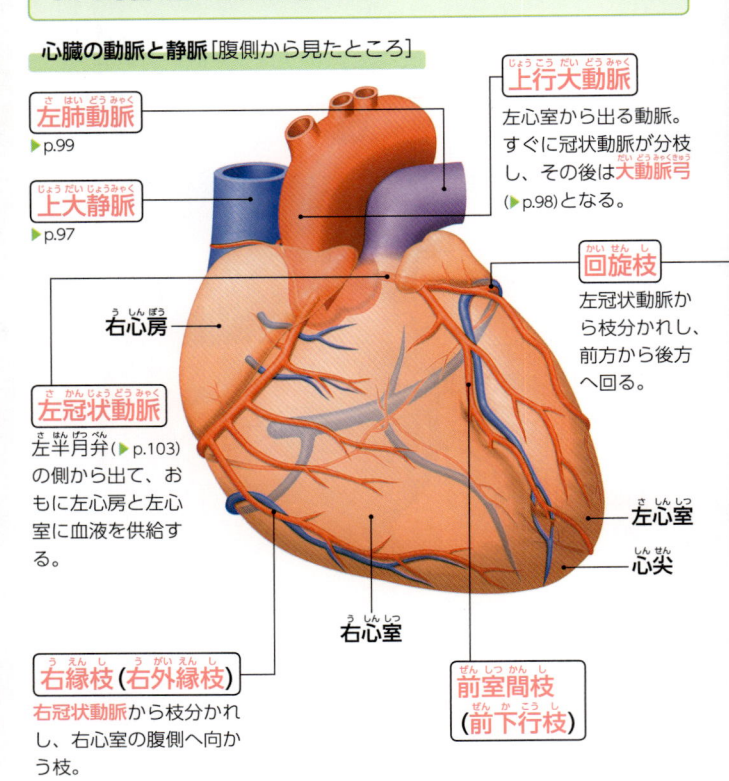

左肺動脈
▶p.99

上大静脈
▶p.97

上行大動脈
左心室から出る動脈。すぐに冠状動脈が分枝し、その後は大動脈弓(▶p.98)となる。

回旋枝
左冠状動脈から枝分かれし、前方から後方へ回る。

右心房

左冠状動脈
左半月弁(▶p.103)の側から出て、おもに左心房と左心室に血液を供給する。

左心室

心尖

右心室

右縁枝(右外縁枝)
右冠状動脈から枝分かれし、右心室の腹側へ向かう枝。

前室間枝(前下行枝)

■ 心臓に分布する血液の分岐や合流

左冠状動脈 → 回旋枝
　　　　　　 前室間枝（前下行枝）

右冠状動脈 → 後室間枝（後下行枝）

小心臓静脈
中心臓静脈　→ 冠状静脈洞 → 右心房
大心臓静脈

心臓の動脈と静脈［背側のやや下方から見たところ］

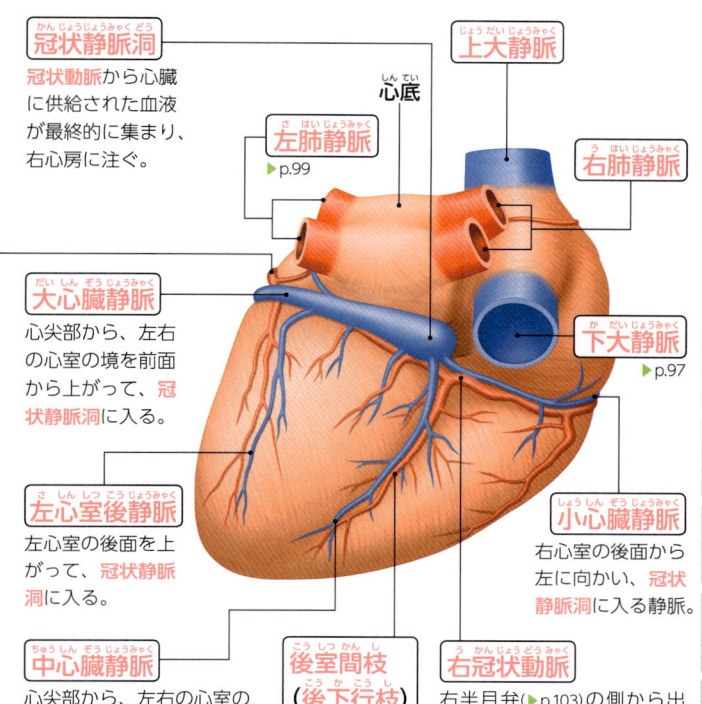

冠状静脈洞
冠状動脈から心臓に供給された血液が最終的に集まり、右心房に注ぐ。

心底

左肺静脈 ▶p.99

上大静脈

右肺静脈

大心臓静脈
心尖部から、左右の心室の境を前面から上がって、冠状静脈洞に入る。

下大静脈 ▶p.97

左心室後静脈
左心室の後面を上がって、冠状静脈洞に入る。

小心臓静脈
右心室の後面から左に向かい、冠状静脈洞に入る静脈。

中心臓静脈
心尖部から、左右の心室の境を後面から上がって冠状静脈洞に入る。

後室間枝（後下行枝）

右冠状動脈
右半月弁（▶p.103）の側から出て、おもに右心房と右心室に血液を供給する。

循環器・リンパ系

心臓の弁の構造

心房と心室の間に房室弁、心室と動脈の間に動脈弁がある。心臓の収縮に合わせて、それぞれの弁が閉じて、血液の逆流を防ぐ。

心房が収縮し、心室が拡張しているとき

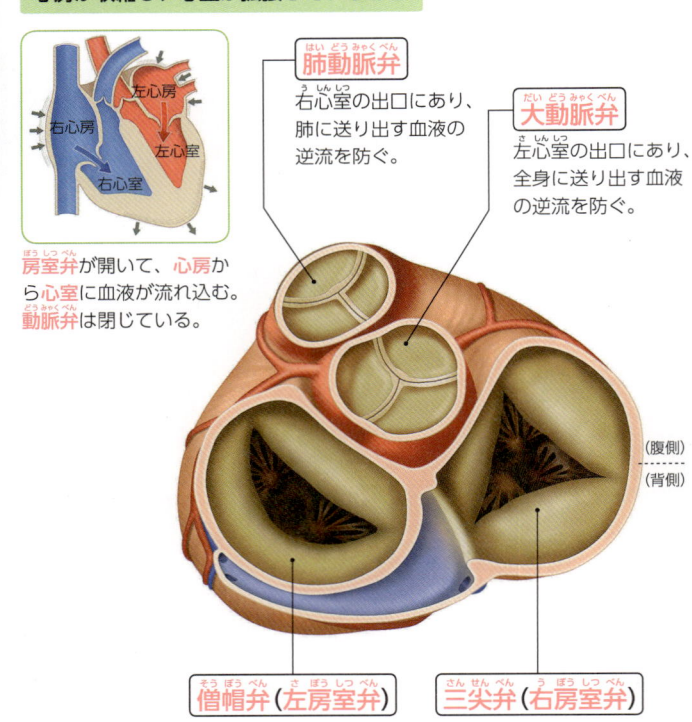

房室弁が開いて、心房から心室に血液が流れ込む。動脈弁は閉じている。

肺動脈弁
右心室の出口にあり、肺に送り出す血液の逆流を防ぐ。

大動脈弁
左心室の出口にあり、全身に送り出す血液の逆流を防ぐ。

(腹側)
(背側)

僧帽弁(左房室弁)

三尖弁(右房室弁)

心室が収縮しているとき

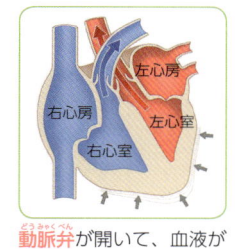

動脈弁が開いて、血液が心室から動脈へ送り出される。房室弁は逆流しないよう閉じている。

前室間枝（前下行枝）

前半月弁

左半月弁

右半月弁

右冠状動脈
▶p.101

左冠状動脈
▶p.100

回旋枝

（腹側）
（背側）

後半月弁

僧帽弁（左房室弁）
左心房への血液の逆流を防ぐ。弁葉は2枚。

三尖弁（右房室弁）
右心房への血液の逆流を防ぐ。弁葉は3枚。

循環器・リンパ系

刺激伝導系

電気刺激が刺激伝導系という特別な心筋の線維を伝わっていくことで、心臓は規則正しく収縮する。

電気刺激の伝わり方

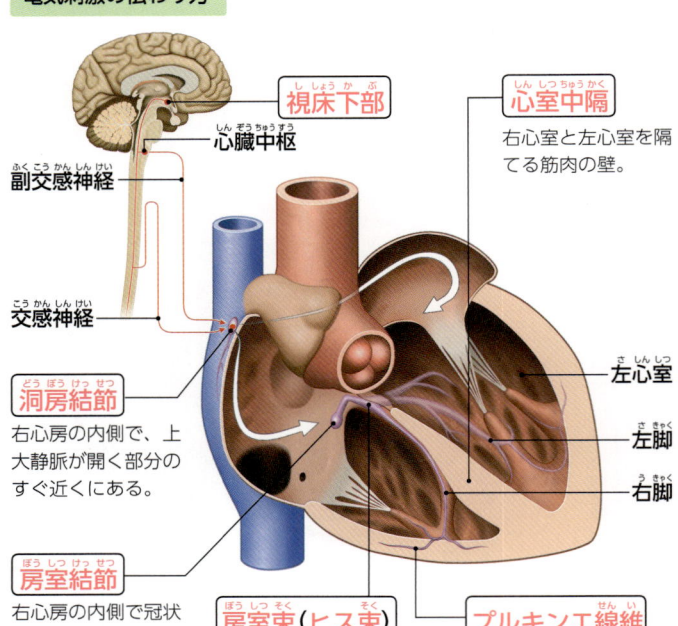

視床下部

心室中隔
右心室と左心室を隔てる筋肉の壁。

心臓中枢

副交感神経

交感神経

左心室

左脚

右脚

洞房結節
右心房の内側で、上大静脈が開く部分のすぐ近くにある。

房室結節
右心房の内側で冠状静脈洞が開く部分の近くにある。

房室束(ヒス束)
房室結節から心室中隔を下り、右脚と左脚に分かれる。

プルキンエ線維
房室束の右脚と左脚から、それぞれ右心室と左心室の壁へと広がる。

■ 電気刺激の経路

洞房結節→房室結節→房室束(ヒス束) ┬→ 右脚 → プルキンエ線維
　　　　　　　　　　　　　　　　　 └→ 左脚 → プルキンエ線維

心電図と心臓の動き

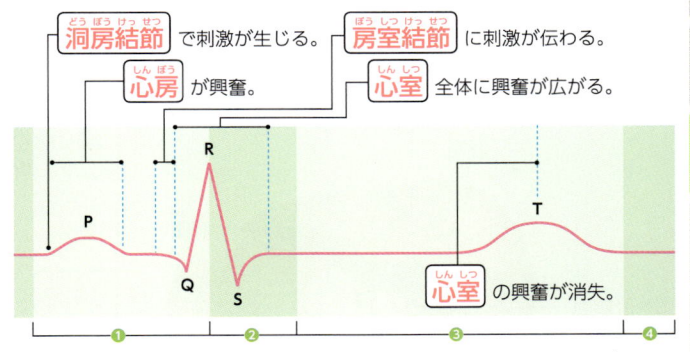

洞房結節 で刺激が生じる。　　房室結節 に刺激が伝わる。
心房 が興奮。　　　　　　　　心室 全体に興奮が広がる。

P　R　Q　S　T

心室 の興奮が消失。

❶ 心房収縮期。心房にたまっていた血液が心室へ。

❷ 心室が収縮し始め、心室内の圧力が高まる。

❸ 駆出期。動脈弁が開いて、血液が心室から動脈へ。

❹ 動脈弁が閉じ、血液が心房にたまり始める。

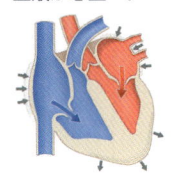

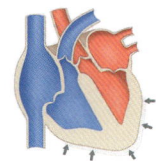

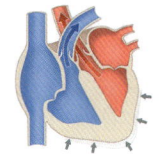

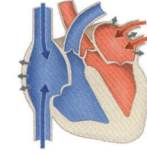

📖 不整脈とは

電気刺激が正しく刺激伝導系を流れないと、心臓の動きが不規則になり、脈の速さが異常になったり、心房や心室が無秩序に動くことがある。これを不整脈という。何らかの理由で、房室結節で正しいリズムの電気刺激をつくれなかったり、刺激伝導系が途中でブロックされることでおこる。日常生活に支障がなければ、治療の必要がないものも多い。

循環器・リンパ系

体幹部のおもな動脈

心臓から出た動脈は、頭部や上肢に向かう枝を出したあと、体幹部や下肢に向かう下行大動脈となり、細かい枝分かれをしていく。

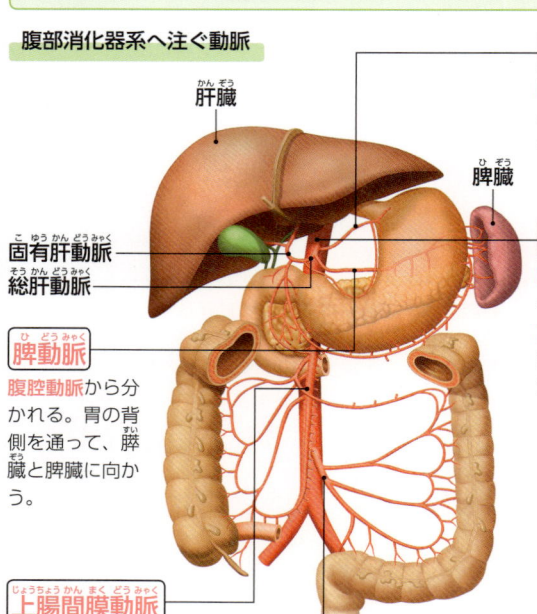

腹部消化器系へ注ぐ動脈

肝臓

脾臓

固有肝動脈
総肝動脈

左胃動脈
腹腔動脈の最初の枝分かれ。胃へ向かう。

腹腔動脈
腹大動脈から分枝する短い動脈。左胃動脈、総肝動脈、脾動脈の3枝に分かれる。

脾動脈
腹腔動脈から分かれる。胃の背側を通って、膵臓と脾臓に向かう。

上腸間膜動脈
腹大動脈から出て、細かく枝分かれしながら、空腸、回腸から横行結腸へと向かう。

下腸間膜動脈
腹大動脈から出て、細かく枝分かれしながら、横行結腸から直腸へと向かう。

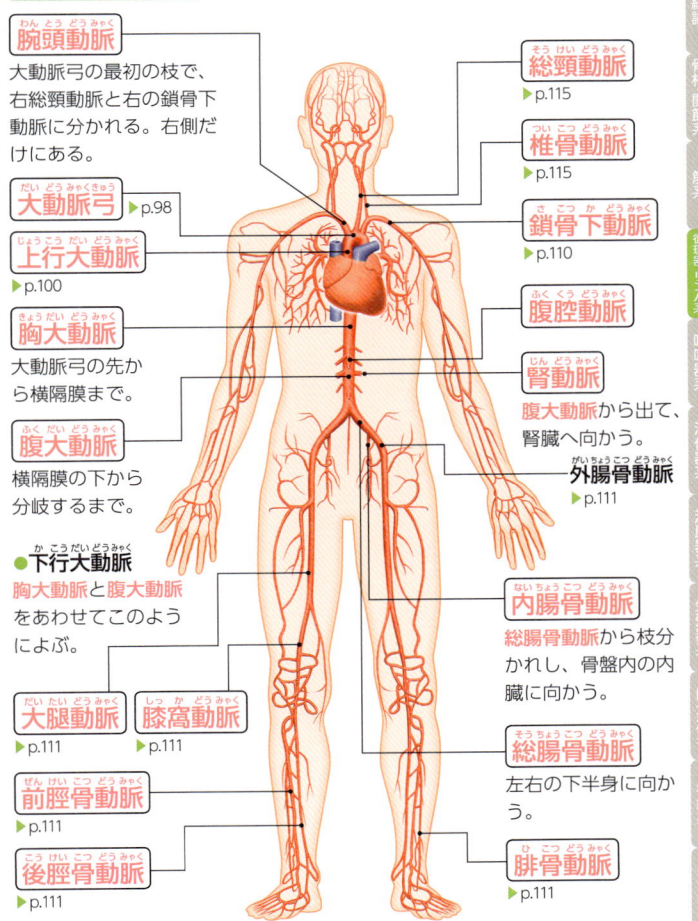

全身のおもな動脈

腕頭動脈
大動脈弓の最初の枝で、右総頸動脈と右の鎖骨下動脈に分かれる。右側だけにある。

総頸動脈 ▶p.115

椎骨動脈 ▶p.115

大動脈弓 ▶p.98

鎖骨下動脈 ▶p.110

上行大動脈 ▶p.100

胸大動脈
大動脈弓の先から横隔膜まで。

腹腔動脈

腎動脈
腹大動脈から出て、腎臓へ向かう。

腹大動脈
横隔膜の下から分岐するまで。

外腸骨動脈 ▶p.111

● **下行大動脈**
胸大動脈と腹大動脈をあわせてこのようによぶ。

内腸骨動脈
総腸骨動脈から枝分かれし、骨盤内の内臓に向かう。

大腿動脈 ▶p.111

膝窩動脈 ▶p.111

総腸骨動脈
左右の下半身に向かう。

前脛骨動脈 ▶p.111

後脛骨動脈 ▶p.111

腓骨動脈 ▶p.111

107

循環器・リンパ系

体幹部のおもな静脈

上半身を巡った静脈血は上大静脈に、下半身の静脈血は下大静脈に合流して、最後は心臓に戻る。

門脈とその枝

門脈

腹部の消化器（胃、小腸、大腸、膵臓）と脾臓からの血液を集めて、肝臓に運ぶ静脈。3本の枝が合流し、肝門部（▶p.160）から中に入る。肝臓の血液は、肝静脈に集まって下大静脈に注ぐ。

脾静脈

門脈の枝の1つ。脾臓からの血液を集めて肝臓へ運ぶ。

下腸間膜静脈

門脈の枝の1つ。結腸から直腸の血液を集めて、脾静脈に合流する。

上腸間膜静脈

門脈の枝の1つ。十二指腸から結腸の血液を集めて、脾静脈と合流して肝臓へ入る。

全身のおもな静脈

腕頭静脈
鎖骨下静脈と内頸静脈が合流したもの。左右の腕頭静脈が合流して上大静脈となる。

静脈角
▶p.122

上大静脈
▶p.97

鎖骨下静脈
▶p.112

肝静脈

下大静脈
▶p.97

内腸骨静脈
骨盤内の内臓（直腸下部や内生殖器など）の静脈血を集める。

総腸骨静脈
骨盤壁や下肢の静脈血を集めた外腸骨静脈と、骨盤内の内臓の静脈血を集めた内腸骨静脈が合流したもの。

大腿静脈
▶p.113

大伏在静脈
▶p.113

外腸骨静脈
▶p.113

小伏在静脈
▶p.113

膝窩静脈
▶p.113

循環器・リンパ系

上肢・下肢のおもな動脈

上肢の動脈は名前を変えながら、多数の枝を出して末端へ向かう。
下肢には、大動脈が枝分かれした動脈が分布する。

上肢のおもな動脈

鎖骨下動脈
右のものは腕頭動脈、左のものは大動脈弓から枝分かれした動脈。鎖骨の下縁で腋窩動脈になる。

腋窩動脈
大円筋(▶p.83)の下縁で上腕動脈になる。腋窩部、三角筋部、肩甲部に向かう枝を出す。

上腕動脈
肘で橈骨動脈と尺骨動脈に分かれる。肘のくぼみで脈を触れることができる。

上腕深動脈
上腕動脈から分かれ、橈骨神経(▶p.208)に沿う。

橈骨動脈
上腕動脈から枝分かれし、前腕の橈側を走る。手首で脈を触れることができる。

尺骨動脈
上腕動脈から枝分かれし、前腕の尺側を走る。

総骨間動脈
尺骨動脈から枝分かれして、前後の骨間動脈に分かれる。

深掌動脈弓
手掌の深い部分で、橈骨動脈が母指側から小指側にカーブしている部分。尺骨動脈につながる。

浅掌動脈弓
手掌の浅い部分で、尺骨動脈が小指側から母指側にカーブしている部分。橈骨動脈につながる。

下肢(かし)のおもな動脈

外腸骨動脈(がいちょうこつどうみゃく)
総腸骨動脈(▶p.107)の続き。骨盤を通って、左右の下肢に向かい、大腿動脈となる。骨盤壁や下肢に動脈血を供給する。

大腿動脈(だいたいどうみゃく)
外腸骨動脈の続きで、鼠径靭帯をくぐると名前がこのように変わる。下肢に動脈血を運ぶ動脈の主流。

大腿深動脈(だいたいしんどうみゃく)
大腿動脈の最大の枝。下肢の深い部分へ向かいながら、枝を出す。

膝窩動脈(しっかどうみゃく)
大腿動脈の続きで、膝窩に入るところでこの名前になる。その後、前脛骨動脈と後脛骨動脈に分かれる。

前脛骨動脈(ぜんけいこつどうみゃく)
膝窩動脈から分かれ、脛骨の前面を走り、おもに足背に向かう。

後脛骨動脈(こうけいこつどうみゃく)
膝窩動脈から分かれ、脛骨の後面に沿って走り、おもに足底に向かう。内側のくるぶしで脈を触れることができる。

腓骨動脈(ひこつどうみゃく)
後脛骨動脈から分かれ、腓骨の後面に沿って走り、踵骨へ向かう。

外側足底動脈(がいそくそくていどうみゃく)
後脛骨動脈が足底に入るところで枝分かれした動脈。第5指へ走り、中足骨のつけ根で第1指に向かって動脈弓をつくる。

循環器・リンパ系

上肢・下肢のおもな静脈

上肢・下肢の末端から静脈血を集めて心臓に戻す静脈には、皮下を走行する皮静脈と、動脈とともに深部を走行する伴行静脈がある。

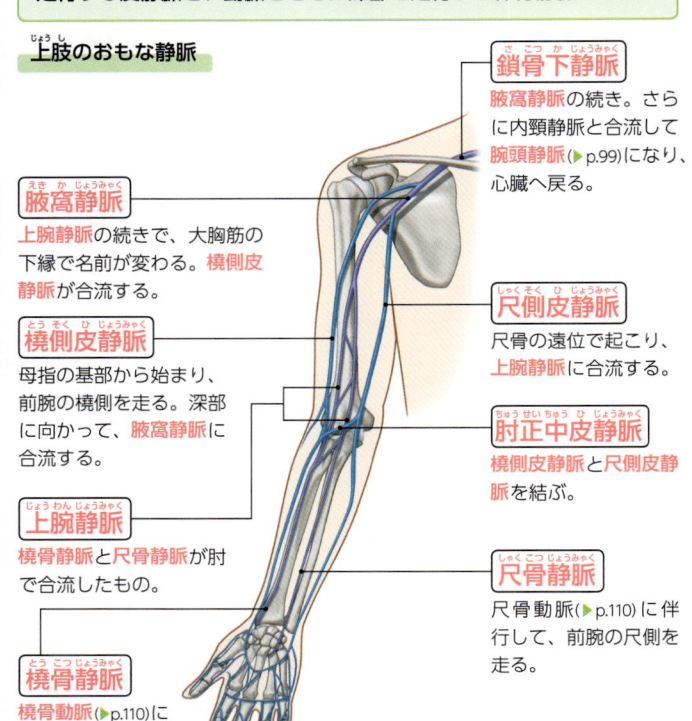

上肢のおもな静脈

鎖骨下静脈
腋窩静脈の続き。さらに内頸静脈と合流して腕頭静脈(▶p.99)になり、心臓へ戻る。

腋窩静脈
上腕静脈の続きで、大胸筋の下縁で名前が変わる。橈側皮静脈が合流する。

尺側皮静脈
尺骨の遠位で起こり、上腕静脈に合流する。

橈側皮静脈
母指の基部から始まり、前腕の橈側を走る。深部に向かって、腋窩静脈に合流する。

肘正中皮静脈
橈側皮静脈と尺側皮静脈を結ぶ。

上腕静脈
橈側静脈と尺骨静脈が肘で合流したもの。

尺骨静脈
尺骨動脈(▶p.110)に伴行して、前腕の尺側を走る。

橈骨静脈
橈骨動脈(▶p.110)に伴行して、前腕の橈側を走る静脈。

下肢のおもな静脈

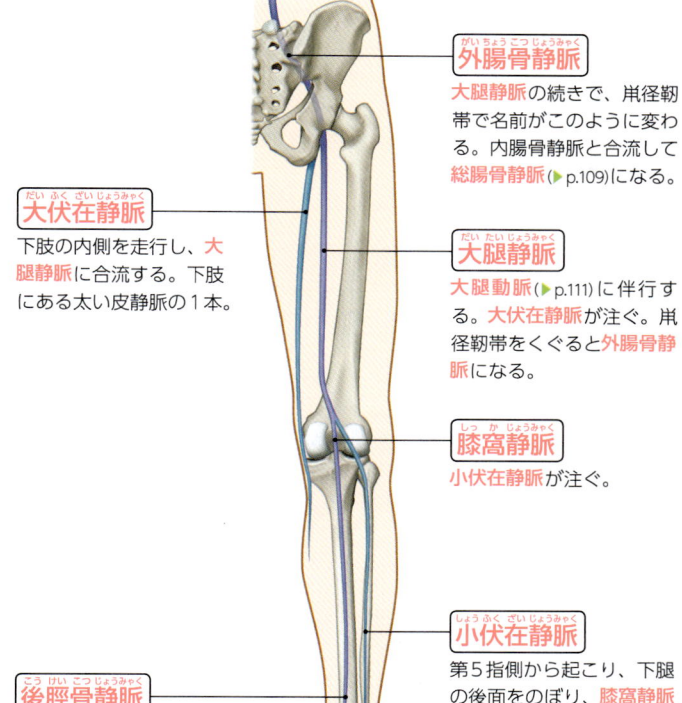

外腸骨静脈
大腿静脈の続きで、鼡径靭帯で名前がこのように変わる。内腸骨静脈と合流して総腸骨静脈(▶p.109)になる。

大伏在静脈
下肢の内側を走行し、大腿静脈に合流する。下肢にある太い皮静脈の1本。

大腿静脈
大腿動脈(▶p.111)に伴行する。大伏在静脈が注ぐ。鼡径靭帯をくぐると外腸骨静脈になる。

膝窩静脈
小伏在静脈が注ぐ。

小伏在静脈
第5指側から起こり、下腿の後面をのぼり、膝窩静脈に注ぐ。

後脛骨静脈
後脛骨動脈(▶p.111)に伴行する。

※青色は皮下を走行する皮静脈、紫色は深部を走行する伴行静脈。

循環器・リンパ系

頭部の動脈

頭部には外頸動脈が枝分かれした多くの動脈、および内頸動脈と椎骨動脈が血液を供給する。脳の底面では動脈が輪状になっている。

脳底の動脈[底面から脳を見たところ]

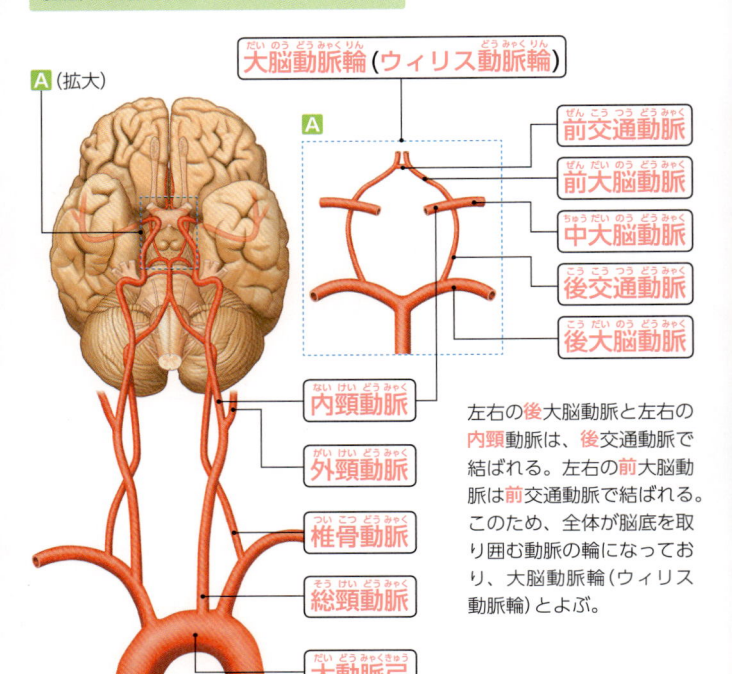

A（拡大）

大脳動脈輪（ウィリス動脈輪）

A
- 前交通動脈
- 前大脳動脈
- 中大脳動脈
- 後交通動脈
- 後大脳動脈

- 内頸動脈
- 外頸動脈
- 椎骨動脈
- 総頸動脈
- 大動脈弓

左右の後大脳動脈と左右の内頸動脈は、後交通動脈で結ばれる。左右の前大脳動脈は前交通動脈で結ばれる。このため、全体が脳底を取り囲む動脈の輪になっており、大脳動脈輪（ウィリス動脈輪）とよぶ。

▶p.98

頭部の動脈

浅側頭動脈
外耳孔の前方を上行する。

眼角動脈
顔面動脈の末端。内頸動脈から眼に伸びる眼動脈とつながる。

後耳介動脈
耳介や後頭部に分布する。

顎動脈
外頸動脈の終枝の1つ。顎関節の下で始まり、眼窩の下にある孔から顔面に出る。

後頭動脈
後頭部に分布する。

内頸動脈
総頸動脈から分かれた後、枝を出すことなく頭蓋腔に入り、眼窩と脳に分布する。

舌動脈
枝分かれして、舌に分布する。

椎骨動脈
左右の鎖骨下動脈から枝分かれして上行し、頭蓋腔に入ってから左右が合流して、脳底動脈となり脳に向かう枝を出す。

顔面動脈
外頸動脈の枝の1つ。下顎から顔面に出て、眼窩に伸び、末端は眼角動脈になる。

鎖骨下動脈
▶ p.110

外頸動脈
総頸動脈から分かれた枝。ここから多くの血管が枝分かれして、脳を除く、頭部全体に血液が供給される。

総頸動脈
右は腕頭動脈、左は大動脈弓の枝。**外頸動脈**と**内頸動脈**に分かれ、頭部に血液を供給する。

循環器・リンパ系

頭部の静脈（硬膜静脈洞）

頭部の静脈のほとんどは動脈と併走せず、血管内に弁がない。硬膜の一部には静脈血が流れるすき間があり、それらを硬膜静脈洞とよぶ。

頭蓋腔内の静脈

脳からの血液は**硬膜静脈洞**を経て、**内頸静脈**に至る。

上矢状静脈洞

下矢状静脈洞

海綿静脈洞

下錐体静脈洞

上錐体静脈洞

S状静脈洞
横静脈洞の続きでS状に走り、頸静脈孔で内頸静脈に注ぐ。

大脳鎌
左右の大脳半球の間に伸び出している脳硬膜のヒダ。

頸静脈孔

内頸静脈

直静脈洞
大脳鎌と小脳テントが交わるところにある。

静脈洞交会
上矢状静脈洞と直静脈洞が合流するところ。

小脳テント
大脳半球と小脳の間に伸び出している脳硬膜のヒダ。

横静脈洞
静脈洞交会から左右に伸びる静脈洞。

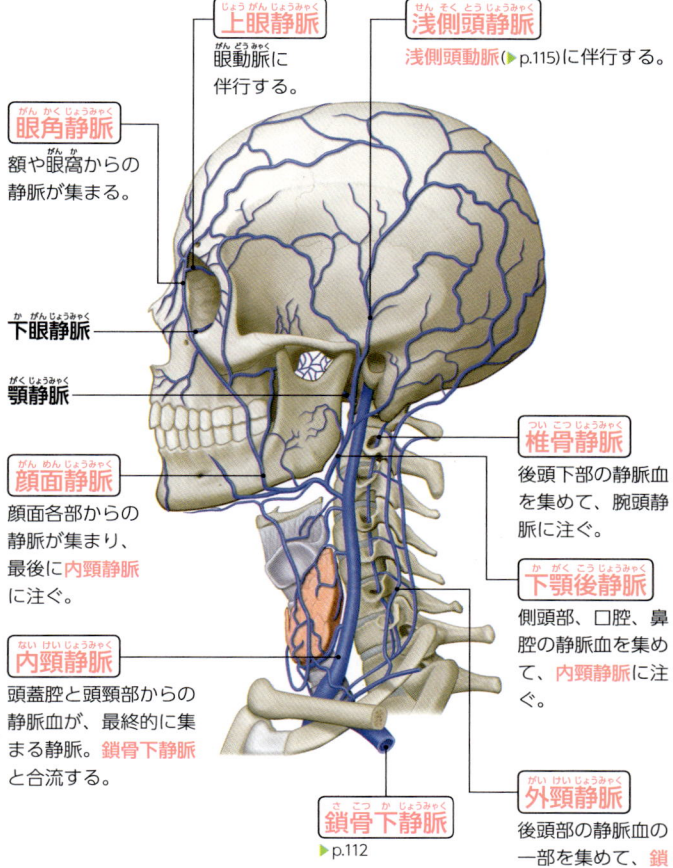

頭部の静脈

上眼静脈（じょうがんじょうみゃく）
眼動脈に伴行する。

浅側頭静脈（せんそくとうじょうみゃく）
浅側頭動脈(▶p.115)に伴行する。

眼角静脈（がんかくじょうみゃく）
額や眼窩からの静脈が集まる。

下眼静脈（かがんじょうみゃく）

顎静脈（がくじょうみゃく）

椎骨静脈（ついこつじょうみゃく）
後頭下部の静脈血を集めて、腕頭静脈に注ぐ。

顔面静脈（がんめんじょうみゃく）
顔面各部からの静脈が集まり、最後に内頸静脈に注ぐ。

下顎後静脈（かがくこうじょうみゃく）
側頭部、口腔、鼻腔の静脈血を集めて、内頸静脈に注ぐ。

内頸静脈（ないけいじょうみゃく）
頭蓋腔と頭頸部からの静脈血が、最終的に集まる静脈。鎖骨下静脈と合流する。

鎖骨下静脈（さこつかじょうみゃく）
▶p.112

外頸静脈（がいけいじょうみゃく）
後頭部の静脈血の一部を集めて、鎖骨下静脈に注ぐ。

循環器・リンパ系

胎児の血液循環

胎児は胎盤で酸素や栄養素を受け取る。肺呼吸をしないため、成人と血液循環が異なり、右心と体循環系が迂回路でつながっている。

胎児と胎盤

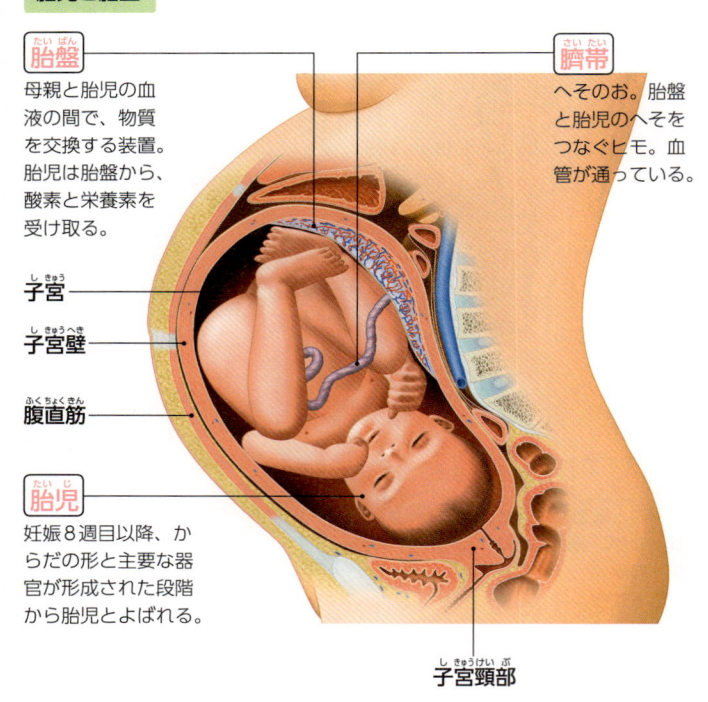

胎盤
母親と胎児の血液の間で、物質を交換する装置。胎児は胎盤から、酸素と栄養素を受け取る。

臍帯
へそのお。胎盤と胎児のへそをつなぐヒモ。血管が通っている。

子宮

子宮壁

腹直筋

胎児
妊娠8週目以降、からだの形と主要な器官が形成された段階から胎児とよばれる。

子宮頸部

胎児の心臓と血液循環

右心からの血液は左心と大動脈に迂回する。肺に向かう血液はとぼしい。分娩後は迂回路が閉じ、肺呼吸に切り替わる。

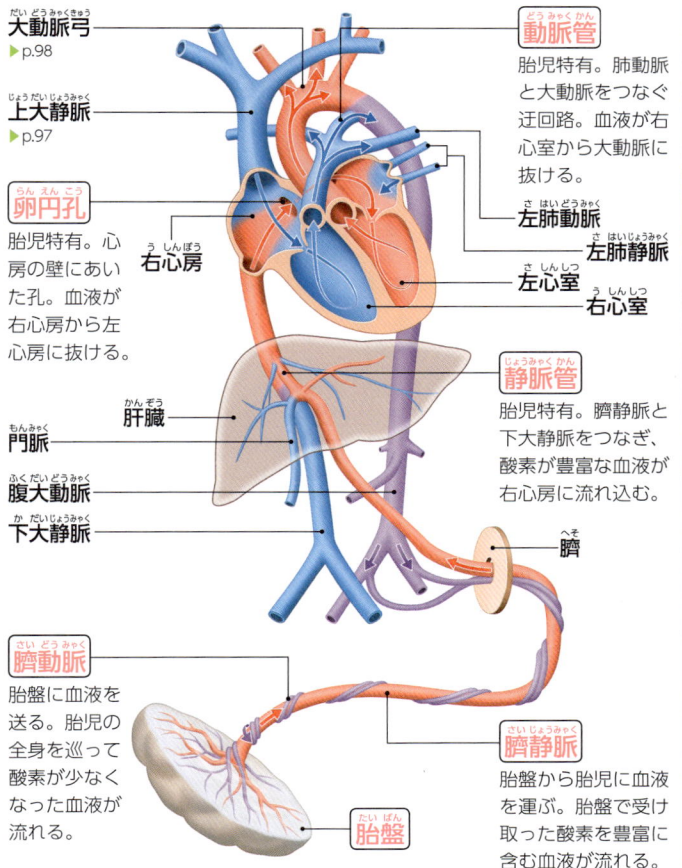

大動脈弓
▶ p.98

上大静脈
▶ p.97

卵円孔
胎児特有。心房の壁にあいた孔。血液が右心房から左心房に抜ける。

動脈管
胎児特有。肺動脈と大動脈をつなぐ迂回路。血液が右心室から大動脈に抜ける。

右心房

左肺動脈

左肺静脈

左心室

右心室

静脈管
胎児特有。臍静脈と下大静脈をつなぎ、酸素が豊富な血液が右心房に流れ込む。

肝臓

門脈

腹大動脈

下大静脈

臍

臍動脈
胎盤に血液を送る。胎児の全身を巡って酸素が少なくなった血液が流れる。

臍静脈
胎盤から胎児に血液を運ぶ。胎盤で受け取った酸素を豊富に含む血液が流れる。

胎盤

循環器・リンパ系

血管の構造と血液の成分

血管の壁は3層構造で、動脈と静脈は組織が異なる。血液は液体成分と、赤血球、白血球、血小板の細胞成分に分けられる。

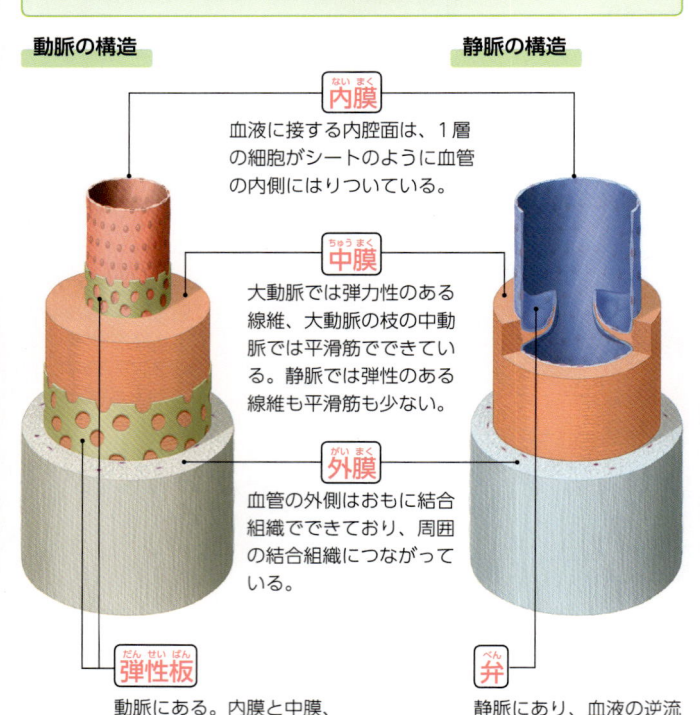

動脈の構造　　　　　　　　　　　　　　　　**静脈の構造**

内膜
血液に接する内腔面は、1層の細胞がシートのように血管の内側にはりついている。

中膜
大動脈では弾力性のある線維、大動脈の枝の中動脈では平滑筋でできている。静脈では弾性のある線維も平滑筋も少ない。

外膜
血管の外側はおもに結合組織でできており、周囲の結合組織につながっている。

弾性板
動脈にある。内膜と中膜、中膜と外膜の境界にある、弾力のある線維の層。

弁
静脈にあり、血液の逆流を防ぐ。内膜がヒダ状になったもの。2枚で1対。

血液の成分とはたらき

●血液の成分の種類と割合

血漿
血液のうち、液体成分。フィブリノーゲンなどのたんぱく質やコレステロールなどの脂質が溶けている。

55%

血小板
直径2〜5μm。血液全体の約0.3%を占める。血管が傷つくと、そこに引き寄せられて傷をふさぐ。

白血球
血小板と白血球は合わせて1%未満。

44%

赤血球
直径7〜8μm。酸素と結合するヘモグロビンというたんぱく質を含む。

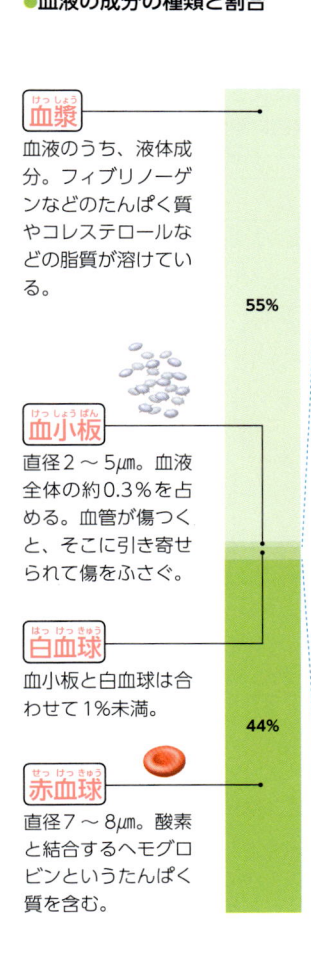

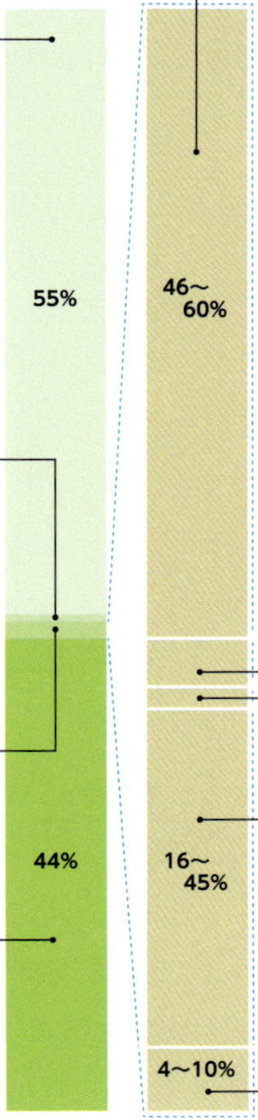

●白血球の種類と割合

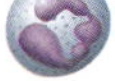

好中球
直径10〜16μm。内部に顆粒をもつ。体内の異物を飲み込んで処理する食細胞である。

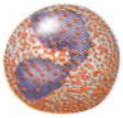

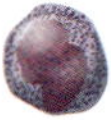

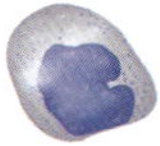

46〜60%

好酸球
直径12〜18μm。白血球の0〜7%。寄生虫の感染やアレルギー疾患で増加。

好塩基球
直径10〜16μm。白血球の0〜2%を占める。内部の顆粒に、血管を広げ、抗凝固作用のある物質をもつ。アレルギー反応の主役の1つ。

リンパ球
直径6〜10μm。免疫作用に関わる。T細胞やB細胞に分けられる。

16〜45%

単球
直径15〜20μmで、やや大きい細胞。異物を飲み込んで処理するので、大食細胞(マクロファージ)とよばれる。

4〜10%

循環器・リンパ系

全身のリンパ管

細胞間に存在する間質液が毛細リンパ管に入ったものがリンパである。リンパはリンパ管に集められ、最終的に静脈に注ぐ。

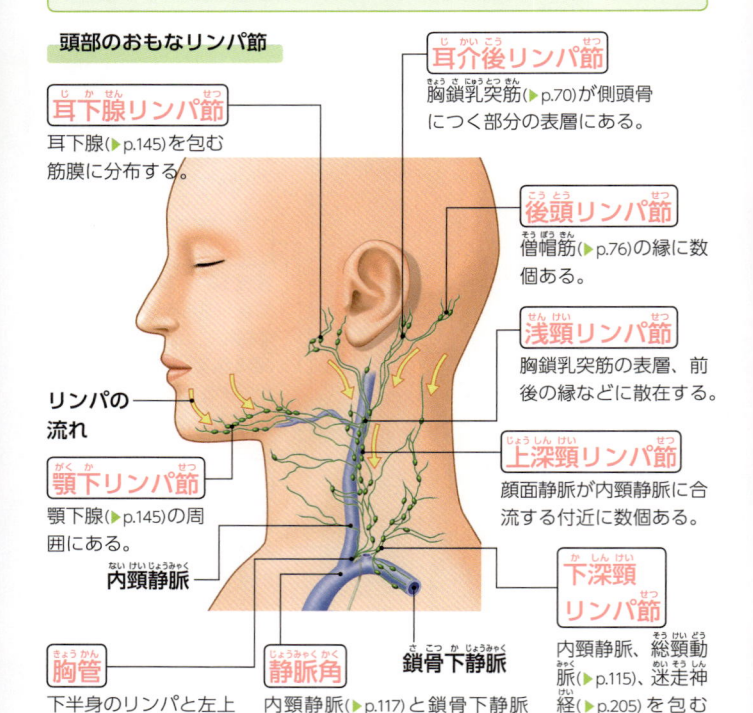

頭部のおもなリンパ節

耳介後リンパ節
胸鎖乳突筋(▶p.70)が側頭骨につく部分の表層にある。

耳下腺リンパ節
耳下腺(▶p.145)を包む筋膜に分布する。

後頭リンパ節
僧帽筋(▶p.76)の縁に数個ある。

浅頸リンパ節
胸鎖乳突筋の表層、前後の縁などに散在する。

リンパの流れ

顎下リンパ節
顎下腺(▶p.145)の周囲にある。

上深頸リンパ節
顔面静脈が内頸静脈に合流する付近に数個ある。

内頸静脈

下深頸リンパ節
内頸静脈、総頸動脈(▶p.115)、迷走神経(▶p.205)を包む結合組織の周囲にある。

鎖骨下静脈

胸管
下半身のリンパと左上半身のリンパを集め、左の静脈角に注ぐ。

静脈角
内頸静脈(▶p.117)と鎖骨下静脈(▶p.112)の合流部。左では**胸管**が、右では**右リンパ本幹**が注ぐ。

全身のリンパ管の走行とリンパ節

頸部リンパ節
頭部と頸部のリンパが集まるところ。

右リンパ本幹
右の頸リンパ本幹、鎖骨下リンパ本幹など、右上半身のリンパ本幹が合流したもの。静脈角に注ぐ。

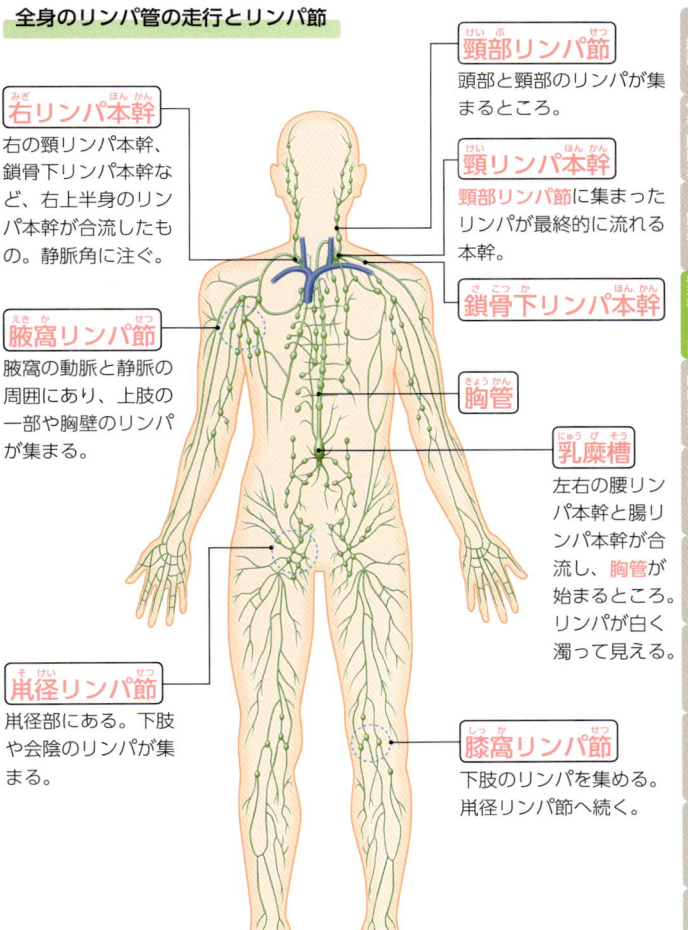

頸リンパ本幹
頸部リンパ節に集まったリンパが最終的に流れる本幹。

鎖骨下リンパ本幹

腋窩リンパ節
腋窩の動脈と静脈の周囲にあり、上肢の一部や胸壁のリンパが集まる。

胸管

乳糜槽
左右の腰リンパ本幹と腸リンパ本幹が合流し、胸管が始まるところ。リンパが白く濁って見える。

鼠径リンパ節
鼠径部にある。下肢や会陰のリンパが集まる。

膝窩リンパ節
下肢のリンパを集める。鼠径リンパ節へ続く。

123

循環器・リンパ系

リンパ器官

リンパ器官は、リンパ球が集まったリンパ組織で構成される。リンパ組織はリンパ節、脾臓（ひぞう）、粘膜などに見られ、リンパ内の異物を処理している。

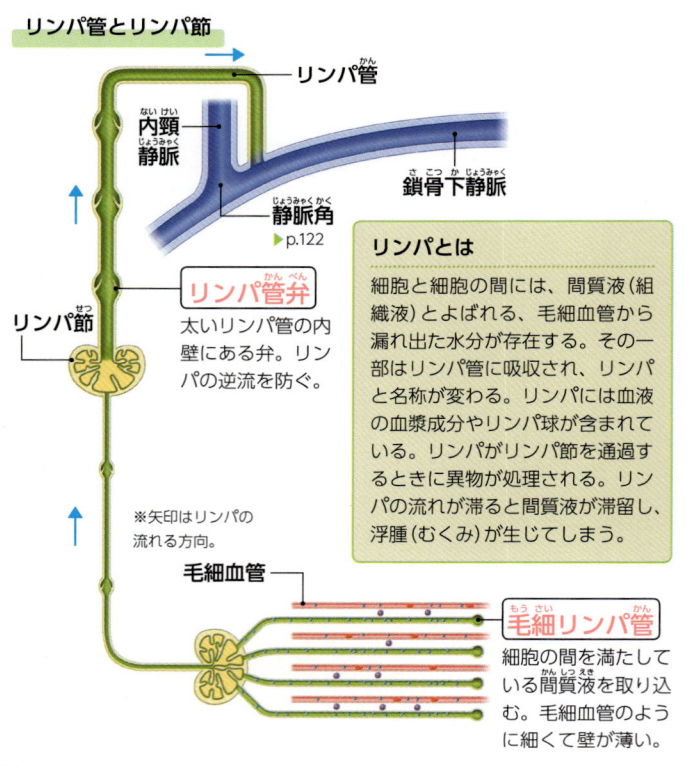

リンパ管とリンパ節

- リンパ管
- 内頸静脈（ないけいじょうみゃく）
- 静脈角（じょうみゃくかく） ▶p.122
- 鎖骨下静脈（さこつかじょうみゃく）

リンパ管弁（かんべん）
太いリンパ管の内壁にある弁。リンパの逆流を防ぐ。

- リンパ節（せつ）

※矢印はリンパの流れる方向。

- 毛細血管

毛細リンパ管（もうさいかん）
細胞の間を満たしている間質液（かんしつえき）を取り込む。毛細血管のように細くて壁が薄い。

リンパとは

細胞と細胞の間には、間質液（組織液）とよばれる、毛細血管から漏れ出た水分が存在する。その一部はリンパ管に吸収され、リンパと名称が変わる。リンパには血液の血漿成分やリンパ球が含まれている。リンパがリンパ節を通過するときに異物が処理される。リンパの流れが滞ると間質液が滞留し、浮腫（むくみ）が生じてしまう。

全身のおもなリンパ器官

舌扁桃
舌根の粘膜に、リンパ小節が集合したもの。

耳管扁桃
咽頭の耳管開口部付近に、リンパ小節が集合したもの。

口蓋扁桃
口と咽頭の境目の側壁に、リンパ小節が集合したもの。

咽頭扁桃
咽頭後部の天井付近に、リンパ小節が集合したもの。

骨髄
骨の内部を満たす組織。血液細胞をつくる。リンパ球も骨髄でつくられる。

胸腺
胸骨の後方にある。リンパ球のT細胞を豊富に生産するが、思春期以降は退化する。

虫垂
リンパ小節を豊富に含む。

脾臓
左上腹部の胃の外側にある。リンパ小節が集まっている。古くなった赤血球を壊すはたらきもある。

パイエル板
回腸の粘膜層にリンパ小節が集合したもの。

循環器・リンパ系

リンパ節の構造

リンパ管の途中にあるリンパ器官がリンパ節である。細いリンパ管が集まってきて、リンパから異物が処理され、太いリンパ管として出ていく。

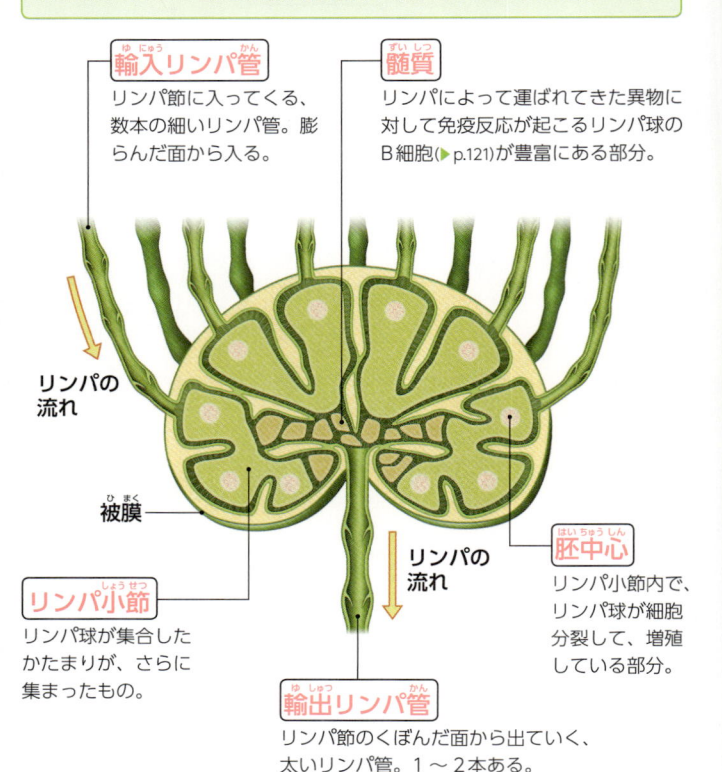

輸入リンパ管
リンパ節に入ってくる、数本の細いリンパ管。膨らんだ面から入る。

髄質
リンパによって運ばれてきた異物に対して免疫反応が起こるリンパ球のB細胞(▶p.121)が豊富にある部分。

リンパの流れ

被膜

リンパの流れ

胚中心
リンパ小節内で、リンパ球が細胞分裂して、増殖している部分。

リンパ小節
リンパ球が集合したかたまりが、さらに集まったもの。

輸出リンパ管
リンパ節のくぼんだ面から出ていく、太いリンパ管。1〜2本ある。

第5章 呼吸器系

呼吸器系

呼吸器系の概要

呼吸器系は、鼻腔、気管、気管支、肺といった空気の通路で構成される。このうち鼻から気管支までの通路を気道という。

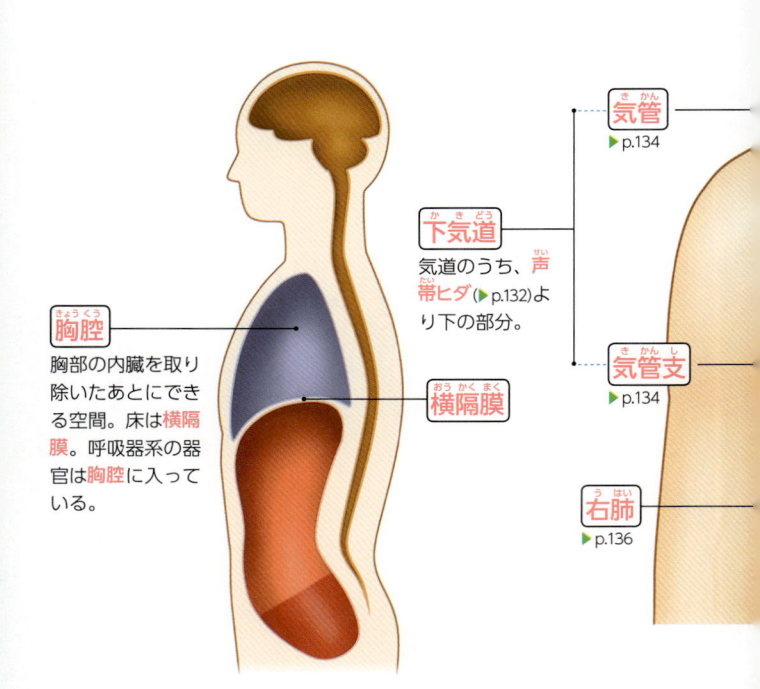

気管
▶p.134

下気道
気道のうち、声帯ヒダ（▶p.132）より下の部分。

胸腔
胸部の内臓を取り除いたあとにできる空間。床は横隔膜。呼吸器系の器官は胸腔に入っている。

横隔膜

気管支
▶p.134

右肺
▶p.136

呼吸器系の概観

鼻腔（びくう） ▶ p.130

咽頭（いんとう） ▶ p.133

喉頭（こうとう） ▶ p.132

上気道（じょうきどう）
気道のうち、声帯ヒダより上の部分。

食道（しょくどう）

横隔膜（おうかくまく） ▶ p.73

左肺（さはい） ▶ p.136

呼吸器系

鼻腔

空気の通路である鼻道は、鼻腔の外側の壁の鼻甲介という棚で、上中下に分かれる。鼻腔の周囲の骨には副鼻腔という空洞がある。

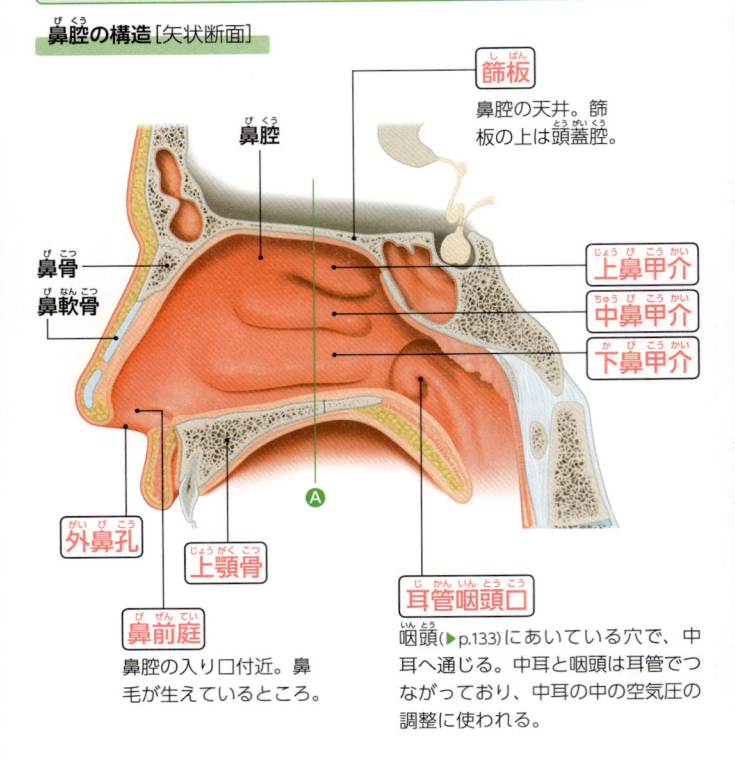

鼻腔の構造［矢状断面］

篩板
鼻腔の天井。篩板の上は頭蓋腔。

鼻腔

鼻骨
鼻軟骨

上鼻甲介
中鼻甲介
下鼻甲介

Ⓐ

外鼻孔
上顎骨

耳管咽頭口

鼻前庭
鼻腔の入り口付近。鼻毛が生えているところ。

咽頭（▶p.133）にあいている穴で、中耳へ通じる。中耳と咽頭は耳管でつながっており、中耳の中の空気圧の調整に使われる。

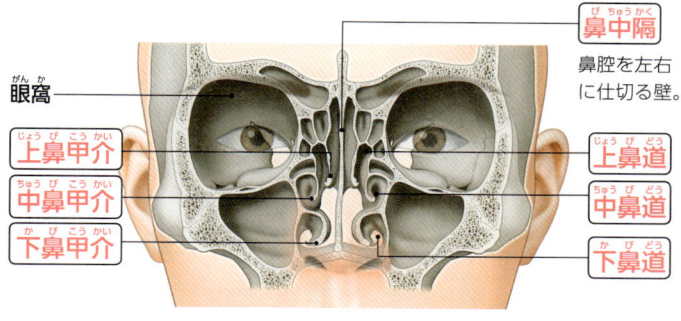

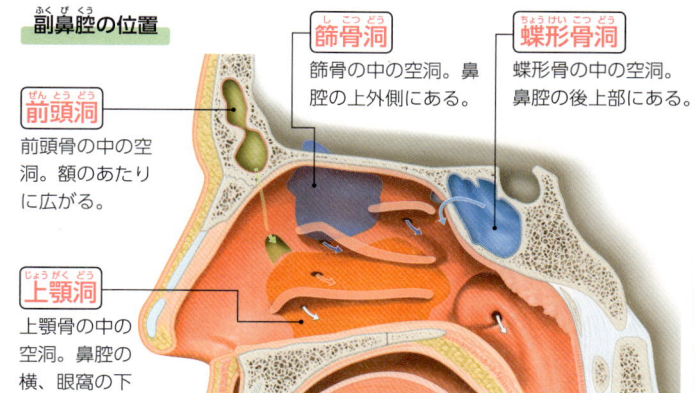

鼻腔の構造［左図Ⓐの面で切った前頭断面］

鼻中隔
鼻腔を左右に仕切る壁。

眼窩

上鼻甲介
中鼻甲介
下鼻甲介

上鼻道
中鼻道
下鼻道

副鼻腔の位置

篩骨洞
篩骨の中の空洞。鼻腔の上外側にある。

蝶形骨洞
蝶形骨の中の空洞。鼻腔の後上部にある。

前頭洞
前頭骨の中の空洞。額のあたりに広がる。

上顎洞
上顎骨の中の空洞。鼻腔の横、眼窩の下にある。

※副鼻腔はいくつかの穴（色矢印が出ているところ）で鼻腔につながっている。

📖 鼻周期

人間の鼻腔は、左右どちらか一方しか使われておらず、数時間おきに使う側を交代する。これを鼻周期という。使っていない側は「鼻が詰まった」状態だが、健康なときには自覚することはない。

呼吸器系

咽頭・喉頭

のどである咽頭は、口から食道に向かう食物と、鼻腔から肺に向かう空気の通り道が交叉している。声帯ヒダで声をつくる。

喉頭の前頭断面[右図のAを背中側から見る]

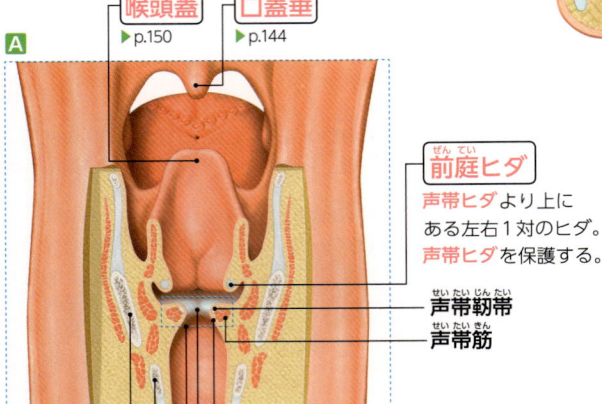

喉頭蓋 ▶p.150

口蓋垂 ▶p.144

前庭ヒダ
声帯ヒダより上にある左右1対のヒダ。声帯ヒダを保護する。

声帯靱帯

声帯筋

甲状軟骨

輪状軟骨

声門

声帯ヒダ
喉頭の左右の壁から突き出たヒダ。声を出すときには、左右のヒダが接近して、ヒダのすき間を狭くする。

喉頭
咽頭から気管に向かう空気の取り入れ口であり、声帯ヒダがある。男性の「のどぼとけ」がある部分。

声帯
音声をつくる器官。声帯ヒダの間を勢いよく空気が通り抜けると、ヒダが振動し、音波が発生する。

咽頭・喉頭の構造

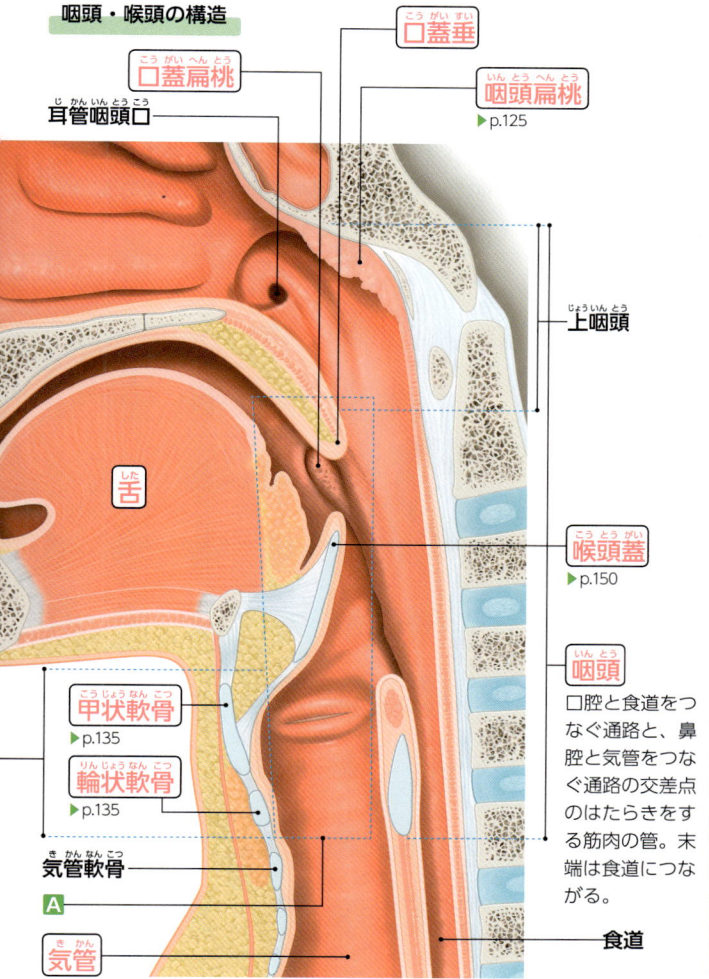

- 口蓋垂
- 口蓋扁桃
- 咽頭扁桃 ▶p.125
- 耳管咽頭口
- 上咽頭
- 舌
- 喉頭蓋 ▶p.150
- 咽頭
  口腔と食道をつなぐ通路と、鼻腔と気管をつなぐ通路の交差点のはたらきをする筋肉の管。末端は食道につながる。
- 甲状軟骨 ▶p.135
- 輪状軟骨 ▶p.135
- 気管軟骨
- 気管
- 食道

A

呼吸器系

気管・気管支

喉頭と肺をつなぐ空気の通路が気管・気管支である。通路が狭くならないように軟骨の骨組みをもち、内面は粘膜で覆われている。

気管の横断面

後壁
気管軟骨がない部分。食道に接する。

外膜 **気管筋**

輪状靭帯
気管軟骨をつなぐ結合組織。

気管軟骨
馬蹄形をした軟骨。一定間隔で並び、気管が閉じないように支えている。

気道粘膜
気管の内側にある粘膜。線毛が生えた上皮層の上を粘液が覆う。

気管腺
粘液を分泌して、気道粘膜に粘液を補充する。

肺門部
肺の内側にあり、気管支や肺動・静脈が出入りする部分。

気管支喘息

気管支の筋肉が収縮したり、粘液が過剰に分泌されて気管支が狭くなり、呼吸が苦しくなった状態が喘息発作である。アレルギー反応や、かぜやインフルエンザなどで気管支に炎症を起こすことが原因となる。ステロイド薬の吸入などで気管支の状態を改善することで、発作を予防し、治療していくことができる。

喉頭から気管支まで

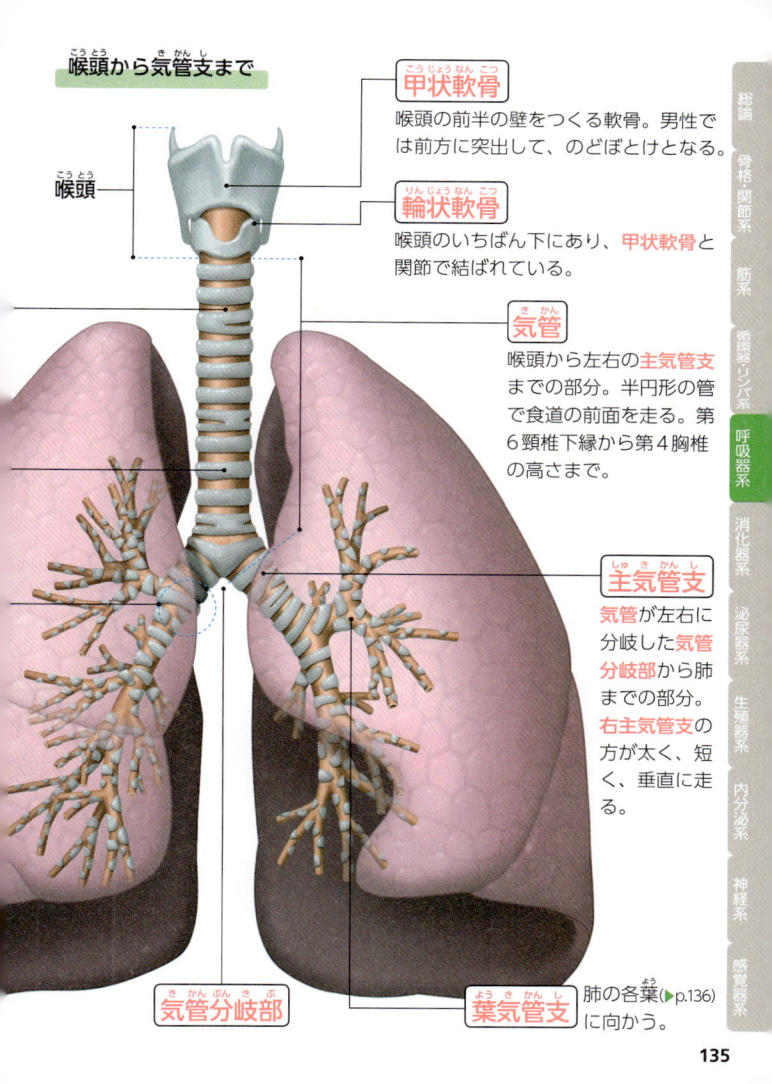

喉頭

甲状軟骨
喉頭の前半の壁をつくる軟骨。男性では前方に突出して、のどぼとけとなる。

輪状軟骨
喉頭のいちばん下にあり、甲状軟骨と関節で結ばれている。

気管
喉頭から左右の主気管支までの部分。半円形の管で食道の前面を走る。第6頸椎下縁から第4胸椎の高さまで。

主気管支
気管が左右に分岐した気管分岐部から肺までの部分。右主気管支の方が太く、短く、垂直に走る。

気管分岐部

葉気管支
肺の各葉(▶p.136)に向かう。

呼吸器系

肺

右肺は3葉、左肺は2葉に分かれ、その中がさらに細かい区域に分けられる。気管支は2分岐を繰り返して、区域に広がっていく。

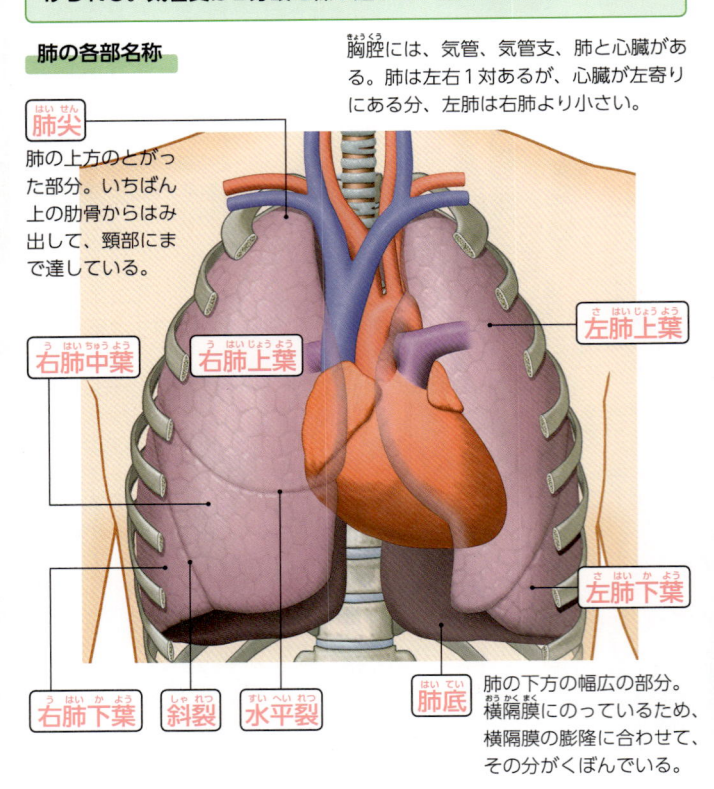

肺の各部名称

胸腔には、気管、気管支、肺と心臓がある。肺は左右1対あるが、心臓が左寄りにある分、左肺は右肺より小さい。

肺尖
肺の上方のとがった部分。いちばん上の肋骨からはみ出して、頸部にまで達している。

右肺中葉

右肺上葉

左肺上葉

左肺下葉

右肺下葉　**斜裂**　**水平裂**　**肺底**

肺底
肺の下方の幅広の部分。横隔膜にのっているため、横隔膜の膨隆に合わせて、その分がくぼんでいる。

肺区域と区域気管支

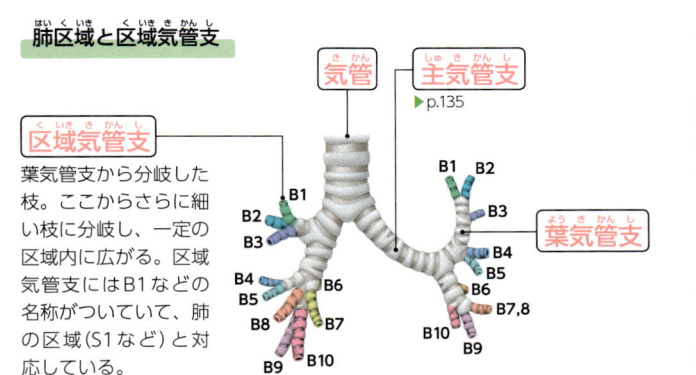

気管

主気管支 ▶p.135

区域気管支
葉気管支から分岐した枝。ここからさらに細い枝に分岐し、一定の区域内に広がる。区域気管支にはB1などの名称がついていて、肺の区域（S1など）と対応している。

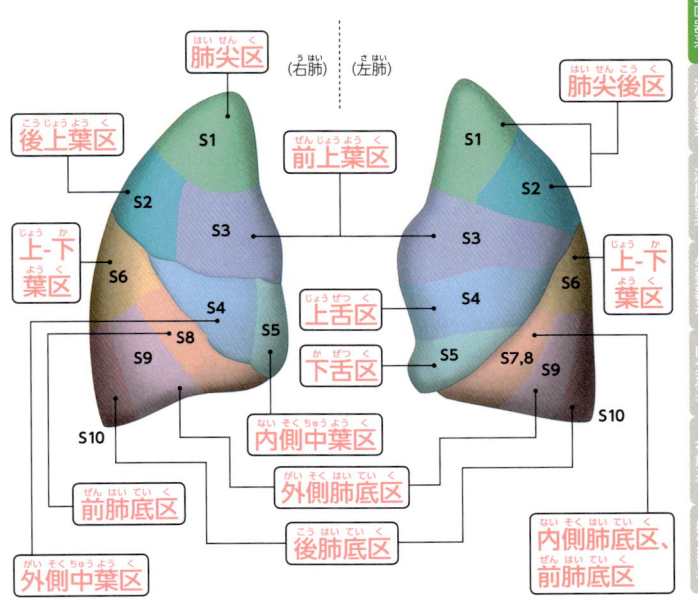

葉気管支

右側：B1, B2, B3, B4, B5, B6, B7, B8, B9, B10
左側：B1, B2, B3, B4, B5, B6, B7,8, B9, B10

（右肺） （左肺）

肺尖区 S1

肺尖後区 S1

後上葉区 S2

前上葉区 S3

S2

S3

上-下葉区 S6

上舌区 S4

S4

上-下葉区 S6

S8

下舌区 S5

S5

S7,8 S9

S9

S10

S10

内側中葉区

外側肺底区

前肺底区

後肺底区

内側肺底区、前肺底区

外側中葉区

呼吸器系

肺胞の構造

気管支の末端には多数の肺胞がある。肺胞内の空気と肺胞壁にある毛細血管の血液との間で、酸素と二酸化炭素がやり取りされる。

肺胞におけるガス交換

肺動脈から流れてくる、二酸化炭素を多く含む血液

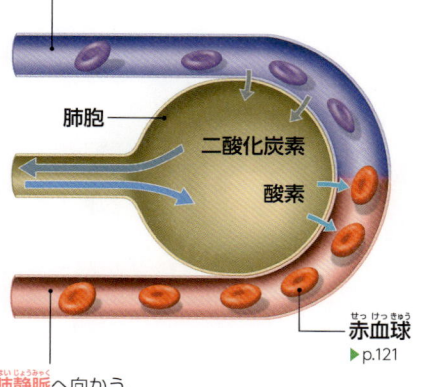

肺胞

二酸化炭素

酸素

赤血球
▶p.121

肺静脈へ向かう、酸素を多く含む血液

肺胞管
終末細気管支の末端。肺胞に覆われている。

肺胞嚢
肺胞管の行き止まりで、少し膨らんだ部分。肺胞に覆われている。

肺胞
ガス交換が行われる場所。薄い壁を通して、酸素と二酸化炭素が出入りする。

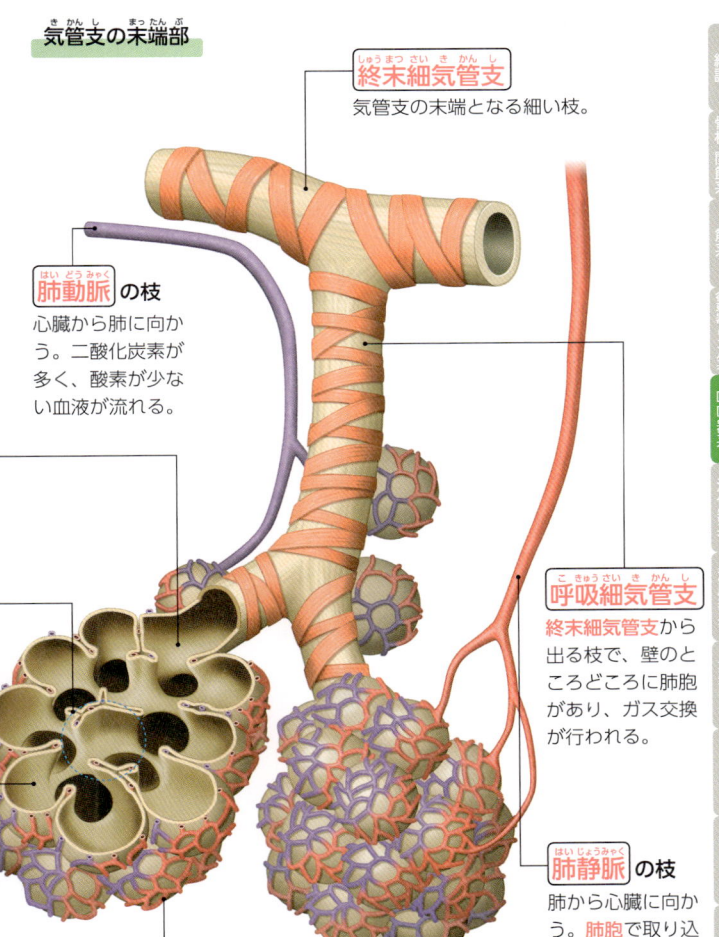

気管支の末端部

終末細気管支
気管支の末端となる細い枝。

肺動脈の枝
心臓から肺に向かう。二酸化炭素が多く、酸素が少ない血液が流れる。

呼吸細気管支
終末細気管支から出る枝で、壁のところどころに肺胞があり、ガス交換が行われる。

肺静脈の枝
肺から心臓に向かう。肺胞で取り込まれた、酸素が豊富な血液が流れる。

毛細血管

呼吸器系

胸部の横断面

肺や心臓は、漿膜という滑らかな薄い膜で包まれている。肺を覆う漿膜を胸膜、心臓を覆う漿膜を心膜という。

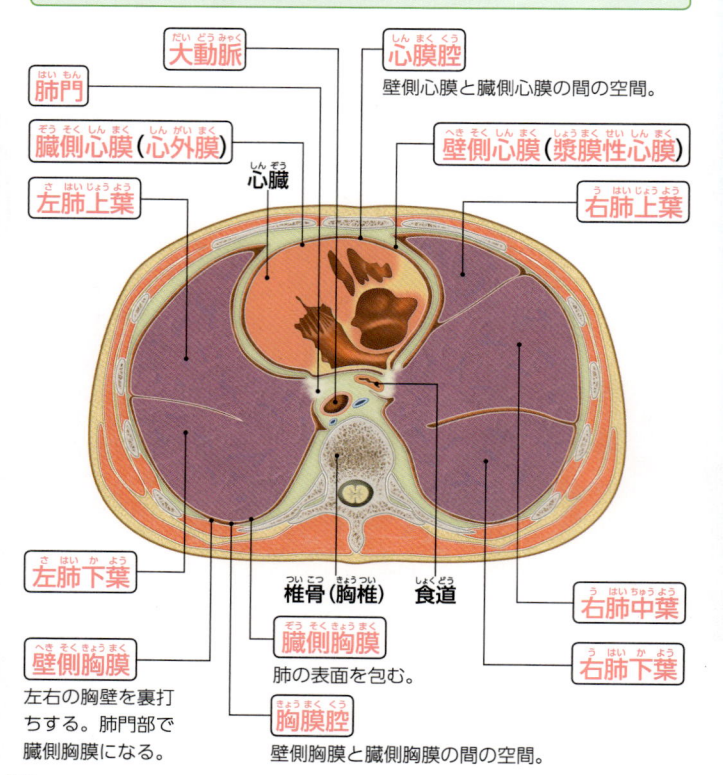

- **大動脈**
- **肺門**
- **臓側心膜（心外膜）**
- **心臓**
- **左肺上葉**
- **心膜腔**：壁側心膜と臓側心膜の間の空間。
- **壁側心膜（漿膜性心膜）**
- **右肺上葉**
- **左肺下葉**
- **椎骨（胸椎）**
- **食道**
- **右肺中葉**
- **壁側胸膜**：左右の胸壁を裏打ちする。肺門部で臓側胸膜になる。
- **臓側胸膜**：肺の表面を包む。
- **右肺下葉**
- **胸膜腔**：壁側胸膜と臓側胸膜の間の空間。

140

第6章
消化器系

消化器系

消化器系の概要

消化器系は、食物を分解して、体内に取り込み、不要なものを排出する役割をもつ。口から肛門まで続く1本の消化管が中心となる。

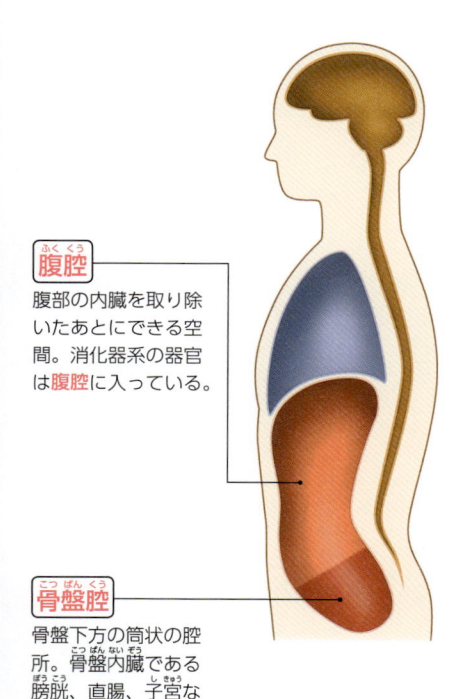

腹腔
腹部の内臓を取り除いたあとにできる空間。消化器系の器官は腹腔に入っている。

骨盤腔
骨盤下方の筒状の腔所。骨盤内臓である膀胱、直腸、子宮などが入っている。

肝臓
▶ p.160

胆嚢
▶ p.161

十二指腸

大腸
▶ p.158

盲腸、結腸、直腸に分けられる。結腸は、上行結腸、横行結腸、下行結腸、S状結腸に分けられ、腹部を一周する。

消化に関わる臓器

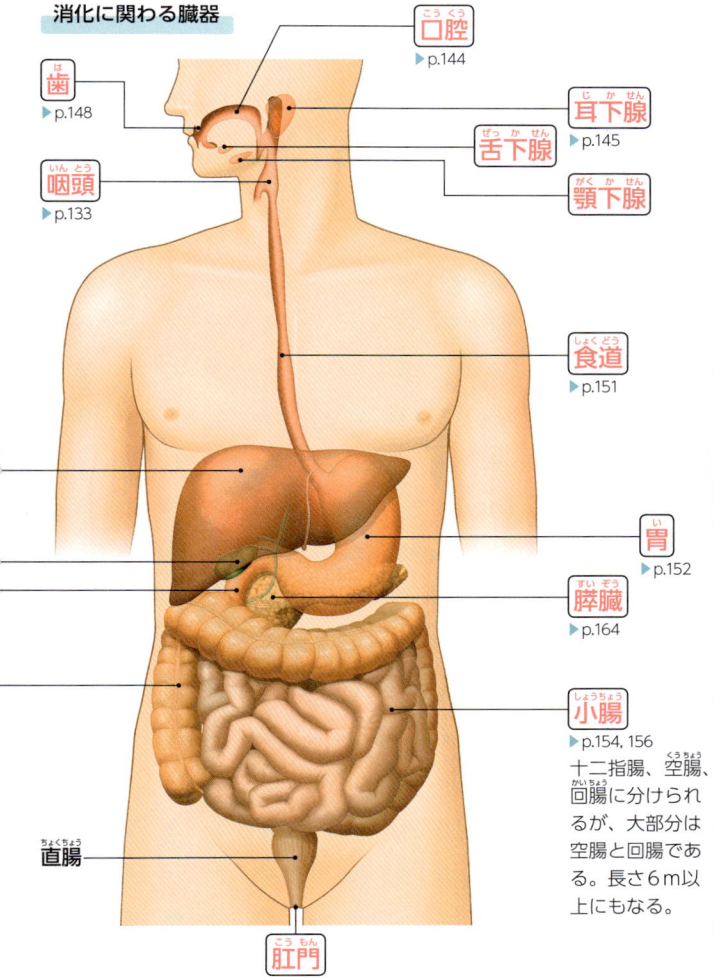

- 口腔 ▶p.144
- 歯 ▶p.148
- 耳下腺 ▶p.145
- 舌下腺
- 顎下腺
- 咽頭 ▶p.133
- 食道 ▶p.151
- 胃 ▶p.152
- 膵臓 ▶p.164
- 小腸 ▶p.154, 156
  十二指腸、空腸、回腸に分けられるが、大部分は空腸と回腸である。長さ6ｍ以上にもなる。
- 直腸
- 肛門

消化器系

口腔（こうくう）

口の中の空間を口腔という。天井は口蓋、側壁は頬、床は筋肉で、舌が突き出している。唾液腺では唾液がつくられる。

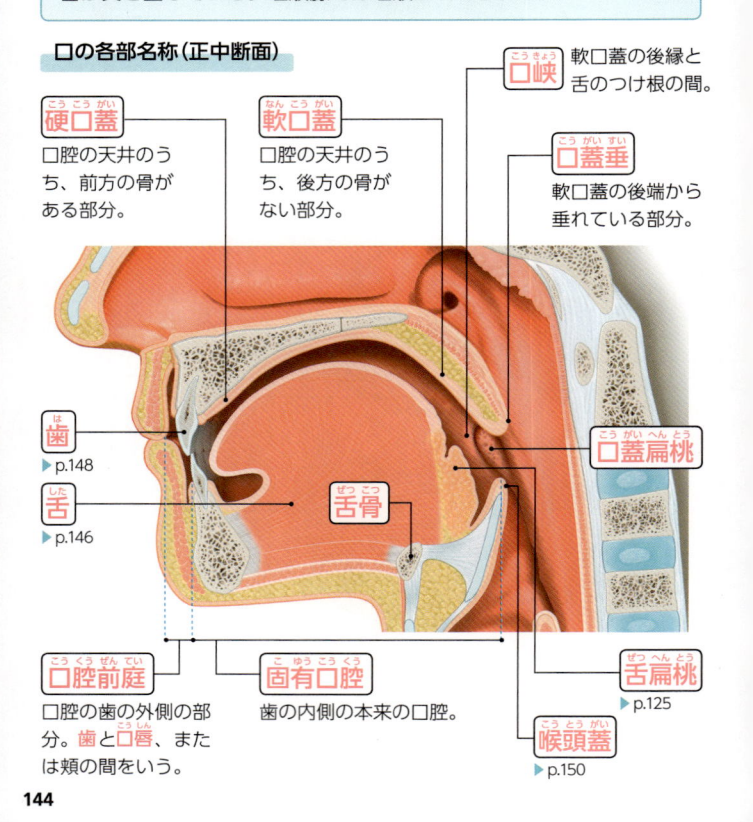

口の各部名称（正中断面）

硬口蓋（こうこうがい）
口腔の天井のうち、前方の骨がある部分。

軟口蓋（なんこうがい）
口腔の天井のうち、後方の骨がない部分。

口峡（こうきょう）
軟口蓋の後縁と舌のつけ根の間。

口蓋垂（こうがいすい）
軟口蓋の後端から垂れている部分。

歯（は） ▶p.148

舌（した） ▶p.146

舌骨（ぜっこつ）

口蓋扁桃（こうがいへんとう）

口腔前庭（こうくうぜんてい）
口腔の歯の外側の部分。歯と口唇（こうしん）、または頬の間をいう。

固有口腔（こゆうこうくう）
歯の内側の本来の口腔。

舌扁桃（ぜつへんとう） ▶p.125

喉頭蓋（こうとうがい） ▶p.150

144

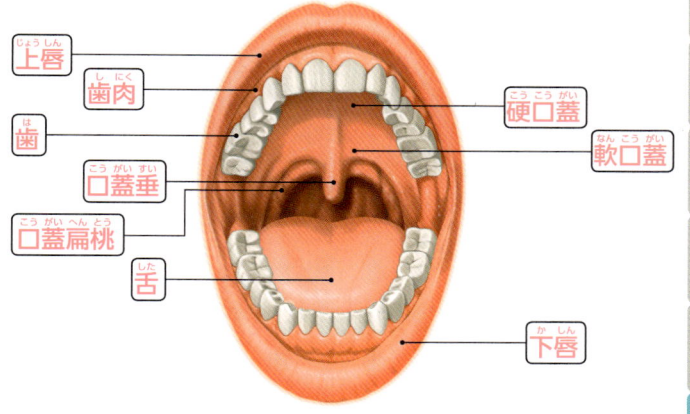

口の各部名称

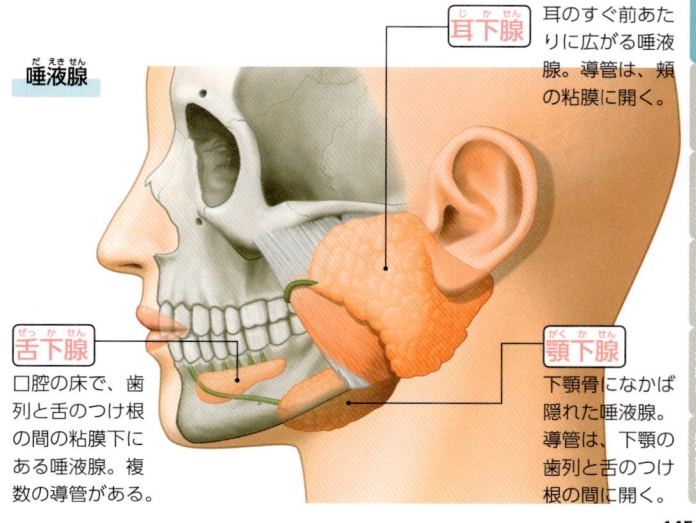

- 上唇（じょうしん）
- 歯肉（しにく）
- 歯（は）
- 口蓋垂（こうがいすい）
- 口蓋扁桃（こうがいへんとう）
- 舌（した）
- 硬口蓋（こうこうがい）
- 軟口蓋（なんこうがい）
- 下唇（かしん）

唾液腺（だえきせん）

耳下腺（じかせん）
耳のすぐ前あたりに広がる唾液腺。導管は、頬の粘膜に開く。

舌下腺（ぜっかせん）
口腔の床で、歯列と舌のつけ根の間の粘膜下にある唾液腺。複数の導管がある。

顎下腺（がくかせん）
下顎骨になかば隠れた唾液腺。導管は、下顎の歯列と舌のつけ根の間に開く。

消化器系

舌

舌の表面には乳頭という小さな盛り上がりが分布している。乳頭には4つの型があり、その一部に味を感じる味蕾が分布する。

舌の各部名称

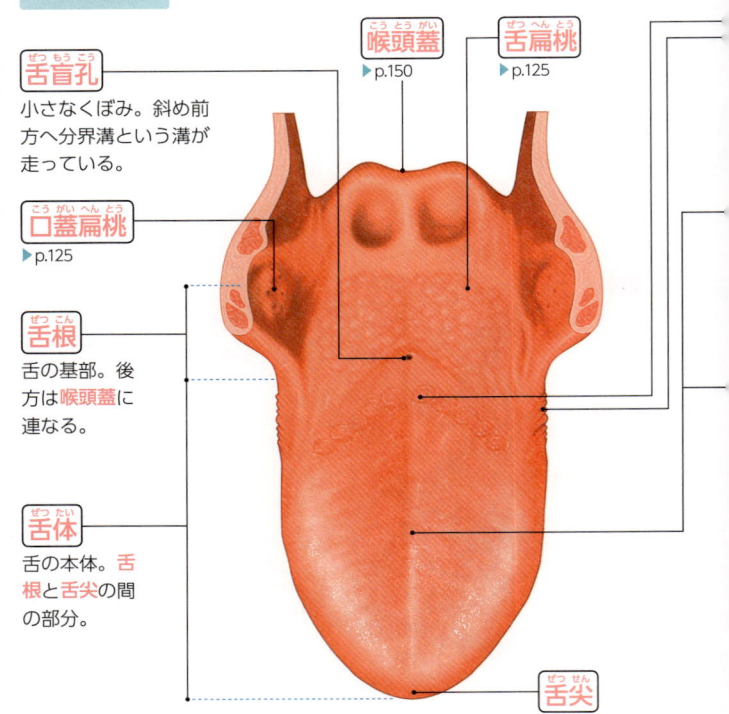

喉頭蓋
▶p.150

舌扁桃
▶p.125

舌盲孔
小さなくぼみ。斜め前方へ分界溝という溝が走っている。

口蓋扁桃
▶p.125

舌根
舌の基部。後方は喉頭蓋に連なる。

舌体
舌の本体。舌根と舌尖の間の部分。

舌尖

舌乳頭の種類

乳頭溝
有郭乳頭を丸く区切っている溝。壁に味蕾がある。

有郭乳頭
舌体の最後尾に逆V字形に並ぶ、大型の舌乳頭。側壁には味蕾が分布している。

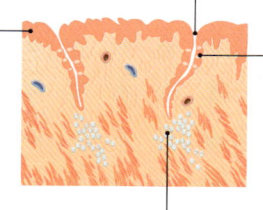

味蕾
▶p.226
味覚を感じる装置。舌に多いが、のどなどにもある。

葉状乳頭
舌体の外側部にあるヒダ状の舌乳頭。側壁には味蕾が分布する。

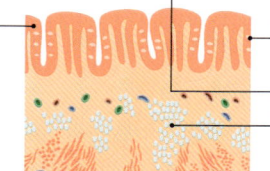

漿液腺（エブネル腺）
さらさらした漿液性の唾液を分泌する。
※エブネル腺ともよばれる。

茸状乳頭
舌体に広く分布し、赤い点として見える。キノコのような形をしている。ときに味蕾があるが、成人では少なくなる。

糸状乳頭
舌体に広く分布する。茸状乳頭の周囲にある。先端が角化していて、白く見える。味蕾はない。

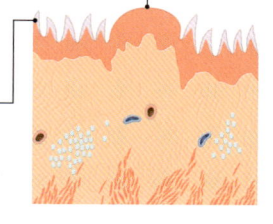

📖 舌で健康を知る

東洋医学の診断法の1つに、舌の色や形状などからだの状態を知る「舌診」がある。実際に、舌には体調が反映される。発熱すると赤みが強くなるし、胃腸が弱ると白っぽくなったり、溝ができることがある。高熱がでる病気では、表面がぶつぶつした状態で、色が真っ赤な「いちご舌」になることがある。ふだんから、健康なときの舌の状態を見ておくといいだろう。

消化器系

歯

成人の永久歯は32本。切歯、犬歯、小臼歯、大臼歯で構成される。
歯は3種類のかたい組織からなり、内部の空間に神経と血管が通る。

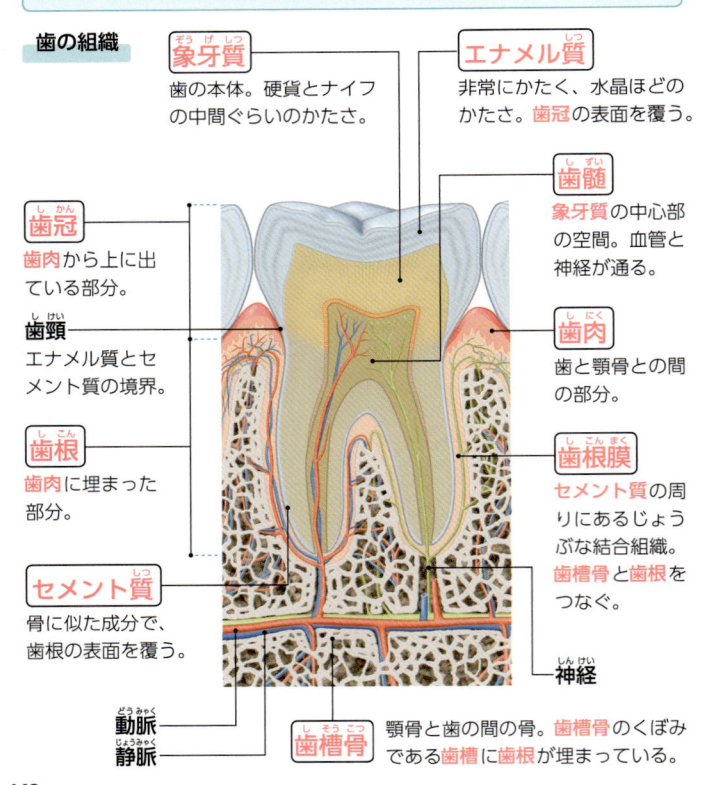

歯の組織

象牙質
歯の本体。硬貨とナイフの中間ぐらいのかたさ。

エナメル質
非常にかたく、水晶ほどのかたさ。歯冠の表面を覆う。

歯髄
象牙質の中心部の空間。血管と神経が通る。

歯冠
歯肉から上に出ている部分。

歯頸
エナメル質とセメント質の境界。

歯肉
歯と顎骨との間の部分。

歯根
歯肉に埋まった部分。

歯根膜
セメント質の周りにあるじょうぶな結合組織。歯槽骨と歯根をつなぐ。

セメント質
骨に似た成分で、歯根の表面を覆う。

神経

動脈
静脈

歯槽骨
顎骨と歯の間の骨。歯槽骨のくぼみである歯槽に歯根が埋まっている。

永久歯の歯列

① 中切歯　② 側切歯　ノミのような形をしている。

③ 犬歯　先が尖っている。

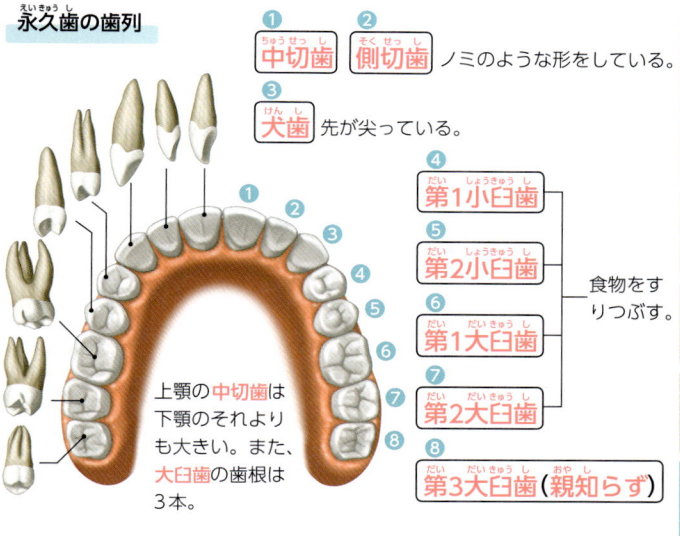

④ 第1小臼歯
⑤ 第2小臼歯
⑥ 第1大臼歯
⑦ 第2大臼歯
｝食物をすりつぶす。

⑧ 第3大臼歯（親知らず）

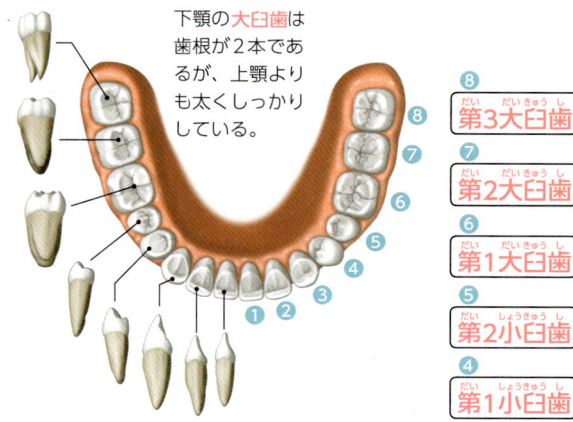

上顎の中切歯は下顎のそれよりも大きい。また、大臼歯の歯根は3本。

下顎の大臼歯は歯根が2本であるが、上顎よりも太くしっかりしている。

⑧ 第3大臼歯　③ 犬歯
⑦ 第2大臼歯　② 側切歯
⑥ 第1大臼歯　① 中切歯
⑤ 第2小臼歯
④ 第1小臼歯

消化器系

咽頭と食道

食物をのどから胃に送る通路が食道である。狭くなった部分が3か所ある。食物を食道に送り込むときは、軟口蓋と喉頭蓋が閉じる。

ものを飲み込むしくみ

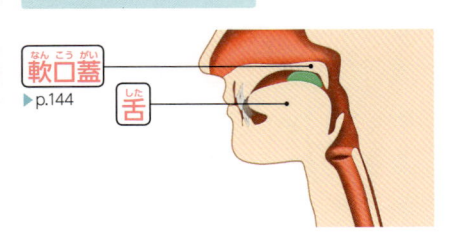

軟口蓋
▶p.144
舌

口腔相
食物（緑色の部分）が舌によって軟口蓋におしつけられ、咽頭に送り込まれる。

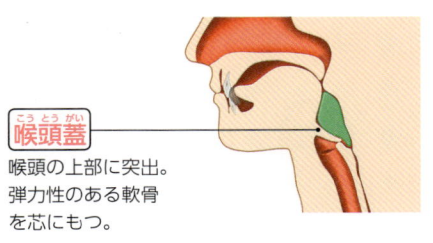

喉頭蓋
喉頭の上部に突出。弾力性のある軟骨を芯にもつ。

咽頭相
咽頭に食物が入ると、軟口蓋が上がって鼻腔との連絡を閉じる。喉頭が持ち上げられて喉頭蓋が下がり、喉頭の入り口を閉じる。

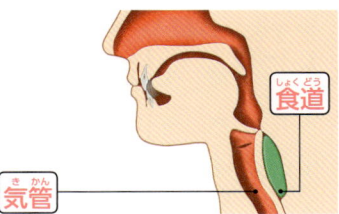

食道
気管

食道相
食道に食物が入ると、蠕動運動によって下に運ばれていく。喉頭が下がると喉頭蓋は上がって、元の位置に戻る。

食道の断面

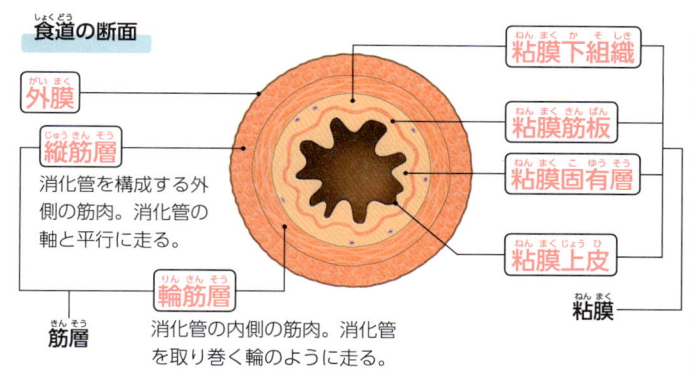

- **外膜**
- **縦筋層**: 消化管を構成する外側の筋肉。消化管の軸と平行に走る。
- **輪筋層**: 消化管の内側の筋肉。消化管を取り巻く輪のように走る。
- 筋層
- **粘膜下組織**
- **粘膜筋板**
- **粘膜固有層**
- **粘膜上皮**
- 粘膜

食道の各部名称

食道は気管の後ろに位置し、上部、中部、下部に狭い部分がある。

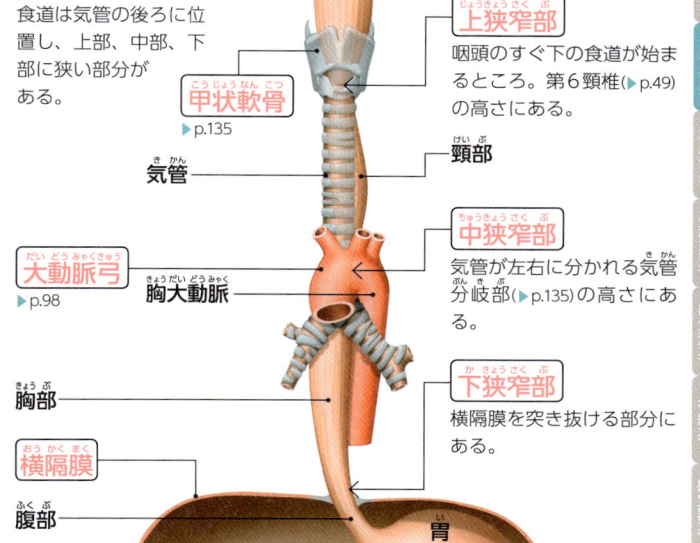

- **甲状軟骨** ▶p.135
- 気管
- **大動脈弓** ▶p.98
- 胸大動脈
- 胸部
- **横隔膜**
- 腹部
- **上狭窄部**: 咽頭のすぐ下の食道が始まるところ。第6頸椎(▶p.49)の高さにある。
- 頸部
- **中狭窄部**: 気管が左右に分かれる気管分岐部(▶p.135)の高さにある。
- **下狭窄部**: 横隔膜を突き抜ける部分にある。
- 胃

消化器系

胃

胃は筋肉質の壁をもち、内面は粘膜組織で覆われ、胃液が分泌される。食道から送られてきた食物は、撹拌され、かゆ状にされる。

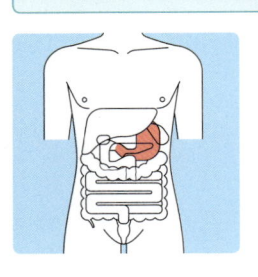

胃壁の構造

胃小窩
胃腺が開いているくぼみ。

固有胃腺
胃の壁にある、管状のくぼみ。内部の壁に、胃液などを分泌する細胞がある。

副細胞
胃腺の上部にあり、胃粘膜を保護する粘液を分泌する。

壁細胞(傍細胞)
胃腺の中部に多く分布し、塩酸を分泌する。

主細胞
胃腺の下部に多く分布し、消化酵素のもとになるたんぱく質、ペプシノゲンを分泌する。

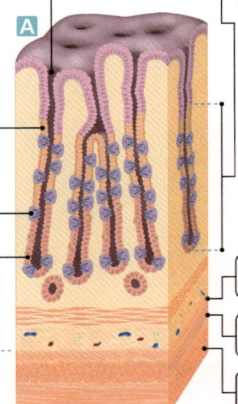

斜線維

輪筋層

縦筋層

筋層

胃の各部名称と構造

噴門
食道から胃につながる部分。胃から食道への逆流を防いでいる。

胃底
胃の上部の膨らんだ部分。横隔膜のすぐ下にあたる。

幽門括約筋
輪筋層が発達した部分。胃から十二指腸へ内容物が出るのを制御する。

食道

角切痕
胃の小弯にあるくぼみ。胃角部ともいう。

小弯

縦筋層

輪筋層

幽門
胃から十二指腸への出口。

幽門部

大弯

Ⓐ（拡大）

斜線維

胃体
胃の本体。胃底と噴門の下から幽門部まで。

総論 / 骨格・関節系 / 筋系 / 循環器・リンパ系 / 呼吸器系 / 消化器系 / 泌尿器系 / 生殖器系 / 内分泌系 / 神経系 / 感覚器系

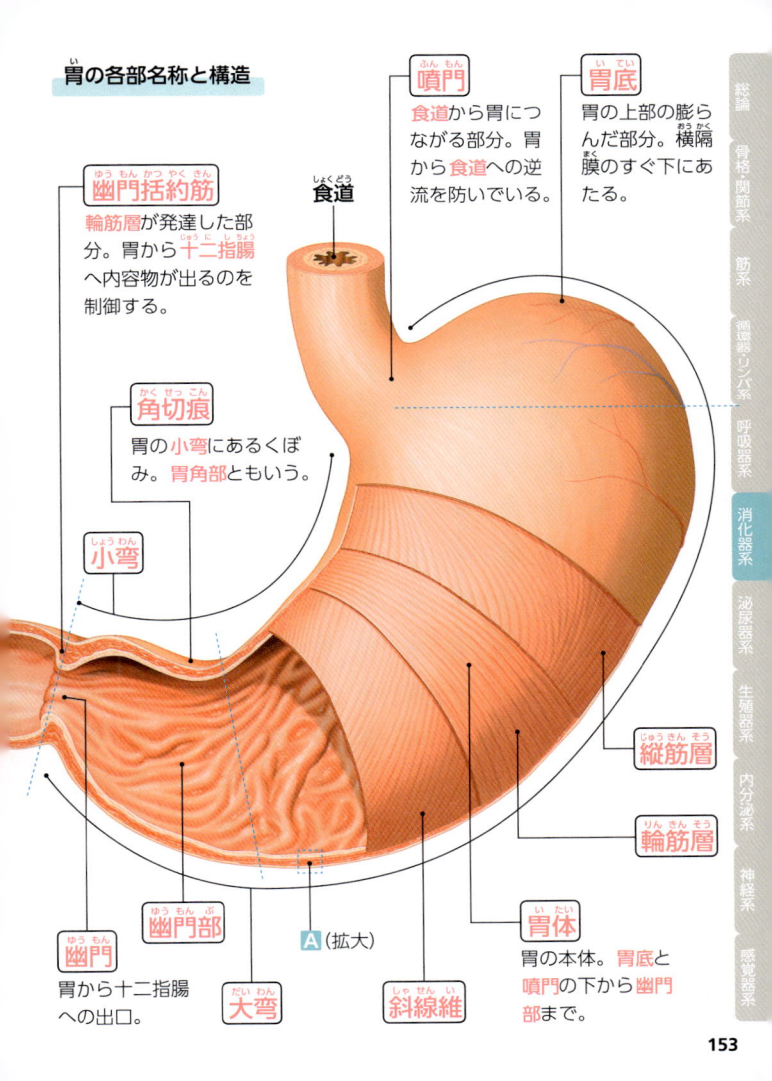

153

消化器系

小腸(十二指腸)

小腸の始まりは十二指腸である。C字形にカーブして、空腸につながる。胃から送られたものに、膵臓と胆嚢からの消化液を加える。

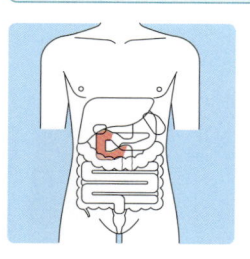

輪状ヒダ
小腸の粘膜が内腔に向かって盛り上がっている部分。

副膵管

小十二指腸乳頭
副膵管(▶p.164)が十二指腸に開いている部分。

大十二指腸乳頭(ファーター乳頭)
総胆管(▶p.161)と主膵管(▶p.165)が合流して、十二指腸に開いている部分。

主膵管

十二指腸下行部
十二指腸のカーブのうち、垂直に近い部分。

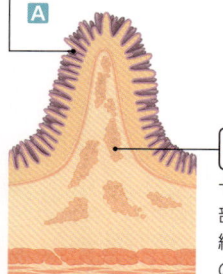

十二指腸水平部
十二指腸のカーブのうち、底辺の水平に近い部分。

腸絨毛
小腸の粘膜にたくさん生えている細かな突起。

A

十二指腸腺
十二指腸上部から下行部にかけての粘膜下組織にあり、アルカリ性の粘液を分泌する。

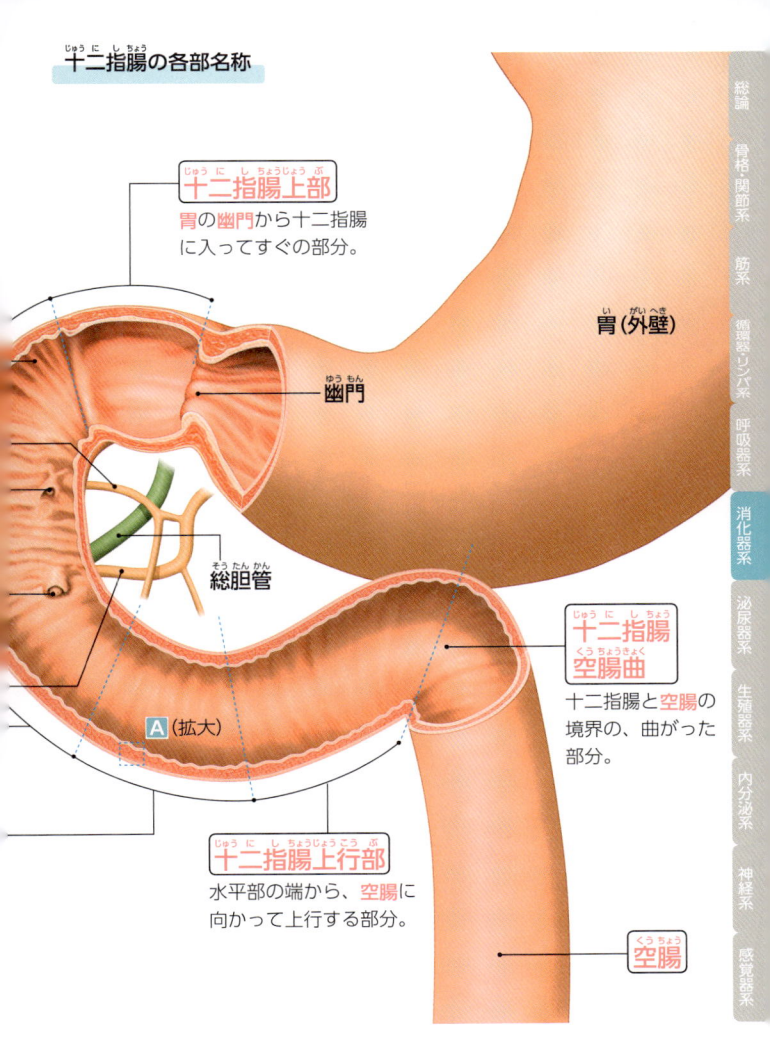

十二指腸の各部名称

十二指腸上部
胃の幽門から十二指腸に入ってすぐの部分。

胃（外壁）

幽門

総胆管

十二指腸空腸曲
十二指腸と空腸の境界の、曲がった部分。

A（拡大）

十二指腸上行部
水平部の端から、空腸に向かって上行する部分。

空腸

消化器系

小腸(空腸・回腸)

小腸の内腔はヒダが突出し、ヒダは腸絨毛に、腸絨毛は上皮細胞に覆われる。全体の表面積が広がり、栄養の吸収効率を上げている。

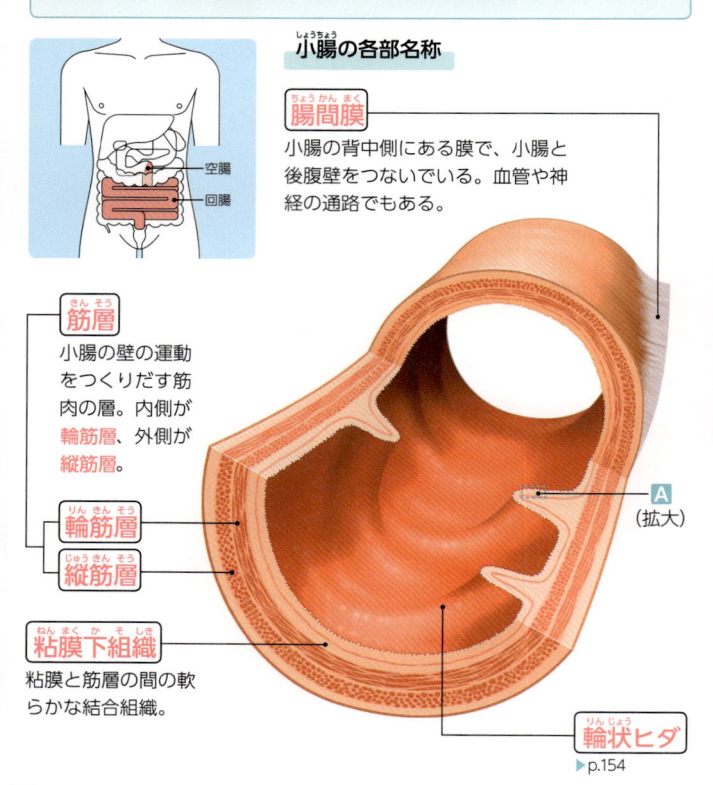

小腸の各部名称

空腸
回腸

腸間膜
小腸の背中側にある膜で、小腸と後腹壁をつないでいる。血管や神経の通路でもある。

筋層
小腸の壁の運動をつくりだす筋肉の層。内側が輪筋層、外側が縦筋層。

輪筋層
縦筋層

A（拡大）

粘膜下組織
粘膜と筋層の間の軟らかな結合組織。

輪状ヒダ
▶p.154

腸絨毛の断面

A

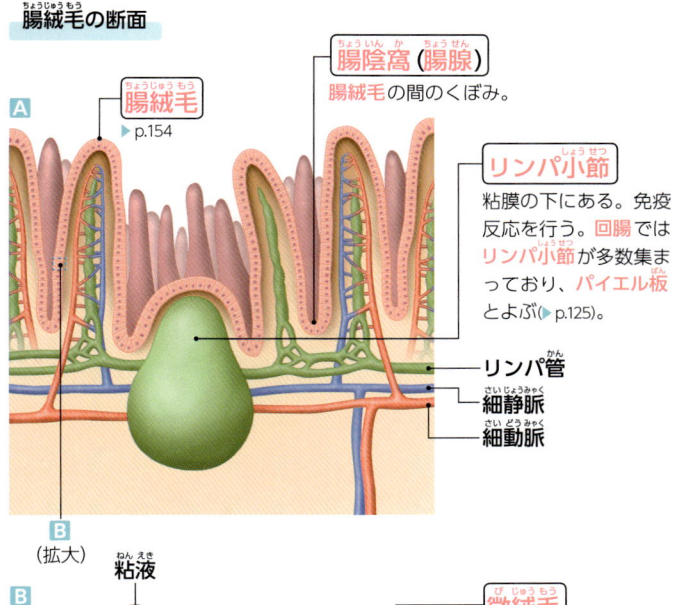

腸絨毛
▶ p.154

腸陰窩(腸腺)
腸絨毛の間のくぼみ。

リンパ小節
粘膜の下にある。免疫反応を行う。回腸ではリンパ小節が多数集まっており、パイエル板とよぶ(▶ p.125)。

リンパ管
細静脈
細動脈

B
(拡大)

粘液

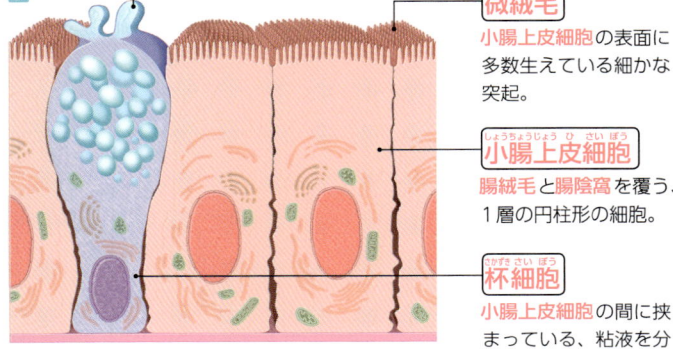

微絨毛
小腸上皮細胞の表面に多数生えている細かな突起。

小腸上皮細胞
腸絨毛と腸陰窩を覆う、1層の円柱形の細胞。

杯細胞
小腸上皮細胞の間に挟まっている、粘液を分泌する細胞。

消化器系

大腸

大腸は、盲腸、結腸、直腸に分けられる。小腸から送られてきた食物の残りかすから水分を吸収し、便は肛門から排泄される。

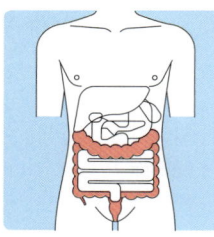

直腸と肛門

肛門洞
肛門柱の間のくぼみ。

肛門柱
肛門管の上部で、縦に走る6〜10本の粘膜のヒダ。

上行結腸
結腸のうち、体の右側を上行する部分。

内肛門括約筋
高さ1〜2cmの輪状の筋（平滑筋）。輪筋層が厚くなったもの。

中直腸横ヒダ（コールラウシュヒダ）
直腸の内腔には、壁から3つのヒダが突き出すが、その最大のもの。右側の壁から出る。

肛門挙筋
肛門と骨盤をつないで、排便時に腹圧を保つように支える筋肉。漏斗状。

直腸膨大部
肛門管のすぐ上で、直腸が広がっている部分。

外肛門括約筋
内肛門括約筋を取り囲む筋肉。意識的に調整できる。

肛門管
消化管の最終部分。

痔帯
肛門管の下部で、白っぽく見える部分。

大腸の各部名称

結腸ヒモ
結腸の壁にある3本の縦のヒモ状物質。縦走筋が集まっている。幅1cmほど。

横行結腸
結腸のうち、上行結腸から下行結腸へ伸びる水平に近い部分。間膜をもつ。

腹膜垂
腹膜下に脂肪が蓄積して膨れたもの。

結腸膨起
半月ヒダの間の膨らみ。

半月ヒダ
結腸の内面に見られる、不規則な輪状のヒダ。

小腸（回腸）

S状結腸
下行結腸と直腸の間の部分。間膜をもつ。

回盲口
回腸から盲腸への出口。逆流を防ぐ弁のような構造をもつ。

盲腸
大腸の始まりの部分。行き止まりになっている。

虫垂
盲腸から突き出た細い突起。リンパ小節を豊富に含む（▶p.125）。

肛門

下行結腸
結腸のうち、体の左側を下行する部分。

直腸
S状結腸と肛門の間の部分。結腸ヒモがない。

消化器系

肝臓・胆嚢

肝臓は体内で最大の臓器である。消化器からの静脈血が流入する。
肝臓でつくられた胆汁は胆嚢で濃縮され、十二指腸に分泌される。

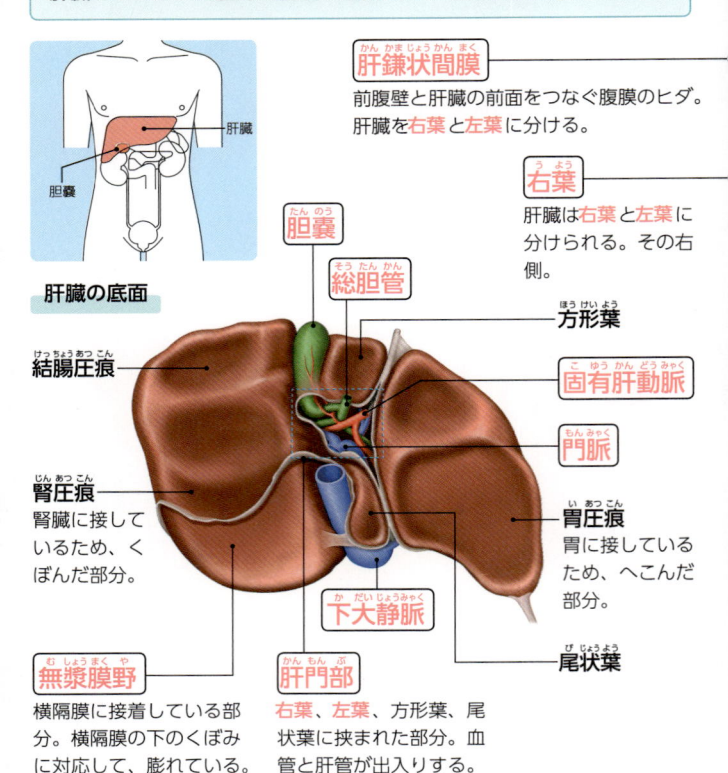

肝臓の底面

肝鎌状間膜
前腹壁と肝臓の前面をつなぐ腹膜のヒダ。
肝臓を右葉と左葉に分ける。

右葉
肝臓は右葉と左葉に分けられる。その右側。

胆嚢

総胆管

方形葉

固有肝動脈

門脈

結腸圧痕

腎圧痕
腎臓に接しているため、くぼんだ部分。

胃圧痕
胃に接しているため、へこんだ部分。

下大静脈

尾状葉

無漿膜野
横隔膜に接着している部分。横隔膜の下のくぼみに対応して、膨れている。

肝門部
右葉、左葉、方形葉、尾状葉に挟まれた部分。血管と肝管が出入りする。

肝臓に出入りする血管［前方、やや下方から見る］

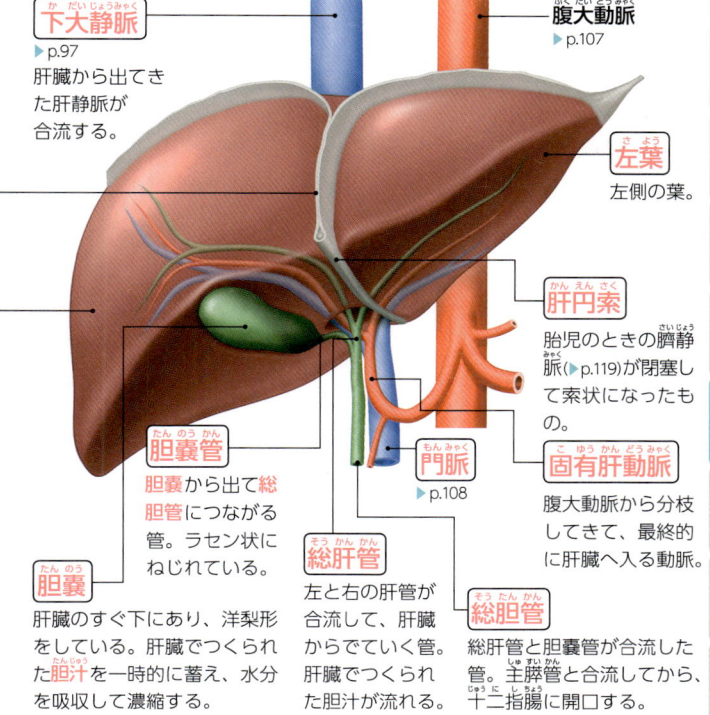

下大静脈
▶p.97
肝臓から出てきた肝静脈が合流する。

腹大動脈
▶p.107

左葉
左側の葉。

肝円索
胎児のときの臍静脈(▶p.119)が閉塞して索状になったもの。

胆嚢管
胆嚢から出て総胆管につながる管。ラセン状にねじれている。

門脈
▶p.108

固有肝動脈
腹大動脈から分枝してきて、最終的に肝臓へ入る動脈。

胆嚢
肝臓のすぐ下にあり、洋梨形をしている。肝臓でつくられた胆汁を一時的に蓄え、水分を吸収して濃縮する。

総肝管
左と右の肝管が合流して、肝臓からでていく管。肝臓でつくられた胆汁が流れる。

総胆管
総肝管と胆嚢管が合流した管。主膵管と合流してから、十二指腸に開口する。

📖 胆石

胆嚢で胆汁が濃縮されるときに、胆汁酸やコレステロールの成分がかたまって、胆石ができることがある。食事に脂肪分が多いと、胆嚢からの胆汁の分泌が増える。このとき胆汁に流されて移動した胆石が胆管で詰まると、胆石発作という激しい腹痛が起こる。胆石がある胆嚢ごと摘出しなければならない場合もある。

消化器系

肝小葉

肝臓は1mm大の六角形をした肝小葉で構成される。肝小葉の角ごとに、血液が流入する血管と、胆汁が流出する胆管がある。

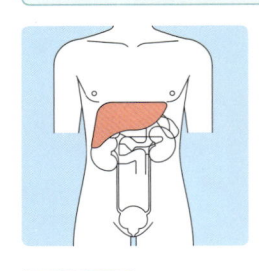

肝小葉の構造

肝細胞
肝臓の実質細胞で、列をつくって並んでいる。種々の代謝を行い、胆汁をつくる。

毛細胆管
肝細胞どうしのすき間にできた細い管。肝細胞でつくられた胆汁が入り、小葉間胆管に送られる。

クッパー細胞
洞様毛細血管の中にある。異物を取り込んで処理する細胞。

肝細胞索
中心静脈から放射状に並ぶ。肝細胞が並んで板状になっている。

中心静脈
肝小葉の中心にある静脈。肝静脈の枝につながっていく。

■肝臓での静脈血の流れ

門脈→小葉間静脈→洞様毛細血管(類洞)→中心静脈→肝静脈→下大静脈

■胆汁の流れ

肝細胞→毛細胆管→小葉間胆管→肝管→総肝管→胆嚢管→胆嚢(貯臓・濃縮)→胆嚢管→総胆管

洞様毛細血管(類洞)

肝小葉の中を中心静脈に向かって走る、不規則な形の毛細血管。

小葉間動脈

肝小葉の角にある動脈。固有肝動脈(▶p.161)の枝。動脈血は洞様毛細血管で静脈血に合流する。

小葉間静脈

肝小葉の角にある静脈。門脈(▶p.108)が枝分かれしたもの。

小葉間胆管

肝小葉の角にあり、毛細胆管がつながる。集まって肝管に合流する。

●肝の三つ組

肝小葉の六角形の角ごとに、小葉間動脈、小葉間静脈、小葉間胆管がまとまっている。このセットを肝の三つ組とよぶ。

消化器系

膵臓

膵臓はホルモンと消化液をつくる。ホルモンは血液中に放出される。
消化液である膵液は、胆汁とともに十二指腸へと分泌される。

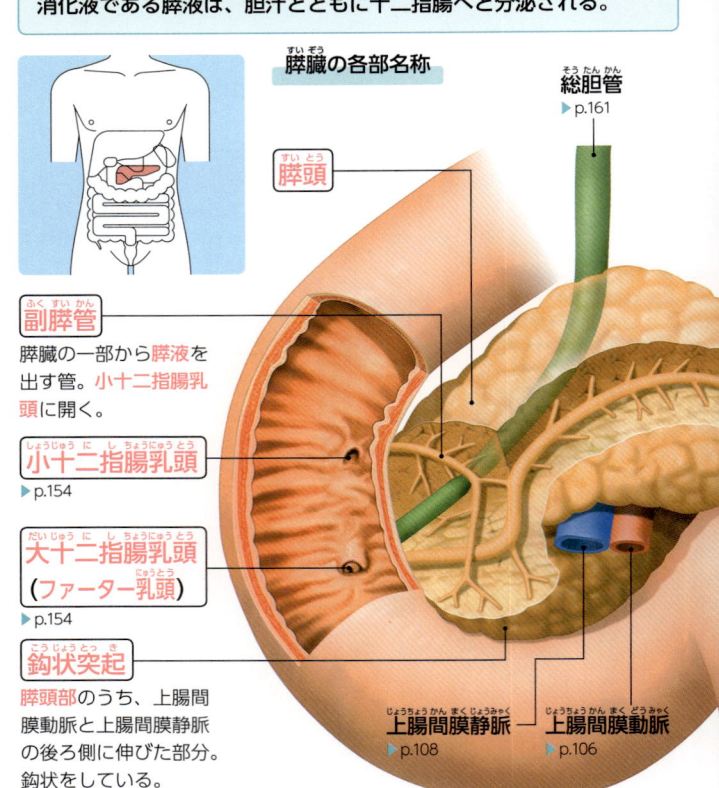

膵臓の各部名称

総胆管
▶ p.161

膵頭

副膵管
膵臓の一部から膵液を出す管。小十二指腸乳頭に開く。

小十二指腸乳頭
▶ p.154

大十二指腸乳頭（ファーター乳頭）
▶ p.154

鉤状突起
膵頭部のうち、上腸間膜動脈と上腸間膜静脈の後ろ側に伸びた部分。鉤状をしている。

上腸間膜静脈
▶ p.108

上腸間膜動脈
▶ p.106

ランゲルハンス島（膵島）

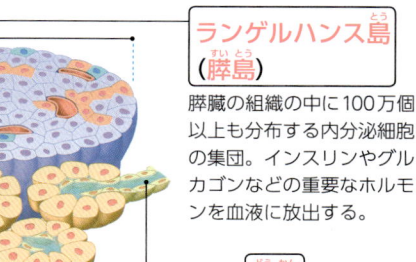

膵臓の組織の中に100万個以上も分布する内分泌細胞の集団。インスリンやグルカゴンなどの重要なホルモンを血液に放出する。

導管
腺房でつくられた膵液の通路。

膵体
膵臓のうち中央付近の部分。脊柱の前面にある。膵臓は、膵頭、膵体、膵尾の3つの部分に区分される。

膵液
膵臓でつくられ、十二指腸に分泌される消化液。トリプシン、キモトリプシン、アミラーゼ、リパーゼなどを含む。

腺房
トリプシンやキモトリプシンなどの消化酵素を分泌する。

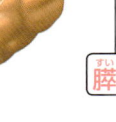

膵尾

主膵管
膵臓の大部分から膵液を運ぶ管。総胆管と合流して、大十二指腸乳頭に開く。

📖 インスリンと糖尿病

インスリンが分泌されなかったり、分泌されても正常に機能しないと、血中のブドウ糖を十分に細胞に取り込めなくなる。エネルギー源となるブドウ糖が不足し、血液中の糖の濃度が正常値より高くなるため、さまざまな異常が生じ、糖尿病を発症する。

消化器系

腹部の横断面

ほとんどの消化器と脾臓は腹膜に包まれ、間膜で後腹壁につながっている。位置が固定されていないため、消化時に、臓器が運動しやすくなっている。十二指腸や膵臓は腹膜の下にある。

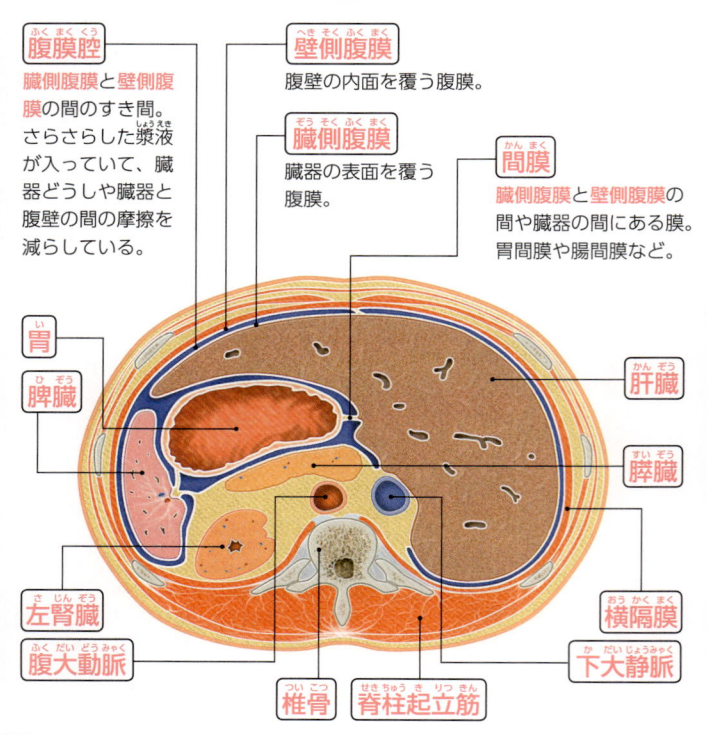

腹膜腔
臓側腹膜と壁側腹膜の間のすき間。さらさらした漿液が入っていて、臓器どうしや臓器と腹壁の間の摩擦を減らしている。

壁側腹膜
腹壁の内面を覆う腹膜。

臓側腹膜
臓器の表面を覆う腹膜。

間膜
臓側腹膜と壁側腹膜の間や臓器の間にある膜。胃間膜や腸間膜など。

- 胃
- 脾臓
- 肝臓
- 膵臓
- 左腎臓
- 腹大動脈
- 椎骨
- 脊柱起立筋
- 横隔膜
- 下大静脈

第7章 泌尿器系

泌尿器系

泌尿器系の概要

からだに不要なものを尿として捨てる器官が泌尿器系である。腎臓でつくられた尿は、尿管で膀胱に送られ、尿道を通って排泄される。

泌尿器の全体像[男性]

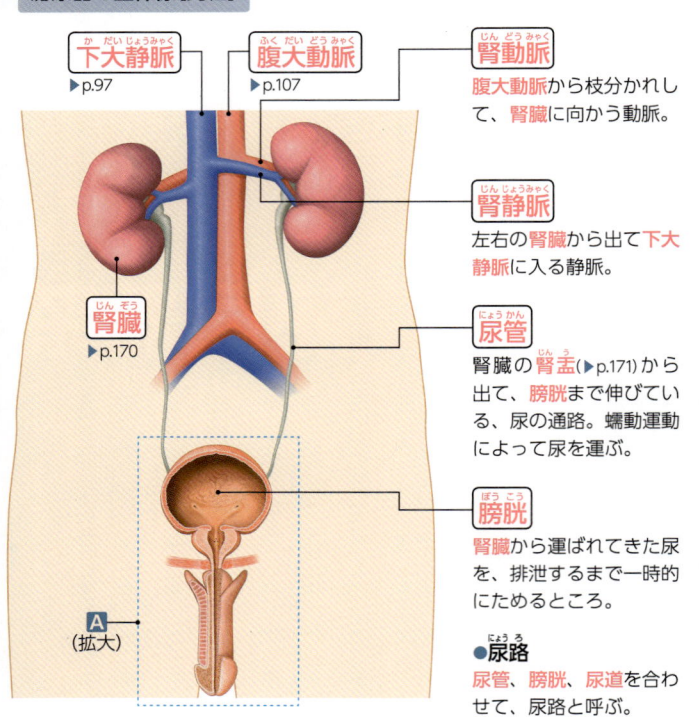

下大静脈 ▶p.97

腹大動脈 ▶p.107

腎動脈
腹大動脈から枝分かれして、腎臓に向かう動脈。

腎静脈
左右の腎臓から出て下大静脈に入る静脈。

腎臓 ▶p.170

尿管
腎臓の腎盂(▶p.171)から出て、膀胱まで伸びている、尿の通路。蠕動運動によって尿を運ぶ。

A（拡大）

膀胱
腎臓から運ばれてきた尿を、排泄するまで一時的にためるところ。

●**尿路**
尿管、膀胱、尿道を合わせて、尿路と呼ぶ。

膀胱と尿道［男性］

膀胱三角
左右の尿管口と内尿道口を結んだ三角形の領域。粘膜にヒダがなく、平滑である。

尿管口
尿管が膀胱壁を斜めに貫いて口を開いているところ。

内尿道口
膀胱の出口。尿道に向かう部分。

内尿道括約筋
内尿道口を取り巻いて、尿の排出を調整している。意思では調節できない。

外尿道括約筋
尿道を取り巻くように輪状に走っている。意識的に調節できる。

尿道
膀胱の尿を体表まで導く通路。男性では16〜20cm、女性では4cmほど。

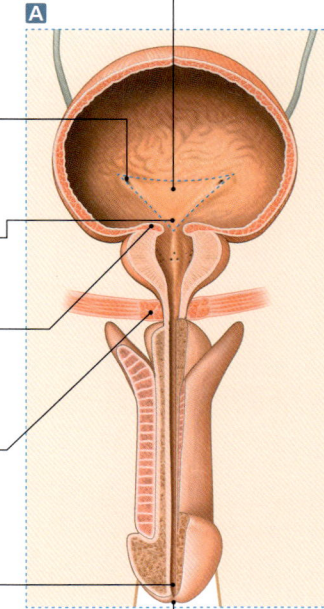

外尿道口

📒 尿路結石

尿の成分の一部が結晶化して、石になったものを尿路結石という。腎臓にあるときは痛みが少ないが、尿道に降りたり、尿路で結石ができると激痛が走ることがある。結石が小さければ水分を多めにとって自然排出を待つ。体の外から石に衝撃波をあてて、小さく砕く治療もある。

泌尿器系

腎臓（じんぞう）

腎臓は尿をつくる器官である。尿の成分と量を調節することにより、からだの内部環境や血液循環を正常に保つはたらきがある。

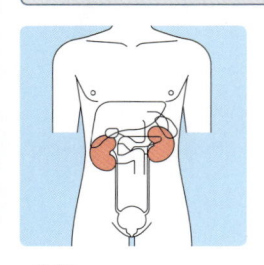

腎門（じんもん）
腎臓の、脊柱側にややくぼんでいる部分。血管や神経、尿管が出入りする。ここの奥は腎洞とよばれる腔所になっている。

腎臓の構成単位［右図Aの拡大図］

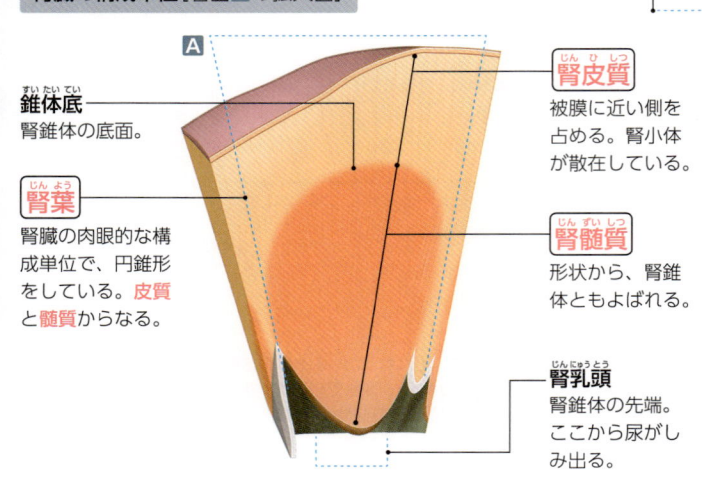

錐体底（すいたいてい）
腎錐体の底面。

腎葉（じんよう）
腎臓の肉眼的な構成単位で、円錐形をしている。皮質と髄質からなる。

腎皮質（じんひしつ）
被膜に近い側を占める。腎小体が散在している。

腎髄質（じんずいしつ）
形状から、腎錐体ともよばれる。

腎乳頭（じんにゅうとう）
腎錐体の先端。ここから尿がしみ出る。

腎臓の内部構造

A（拡大）

- 被膜
- 腎動脈
- 腎静脈
- 尿管
- 弓状動脈
- 弓状静脈 ▶p.173
- **腎柱**：腎葉の間にある皮質のこと。
- **腎杯**：杯のような形状で、腎乳頭をさやのように取り巻く。
- **腎盂（腎盤）**：腎杯から集まった尿を尿管に送る。

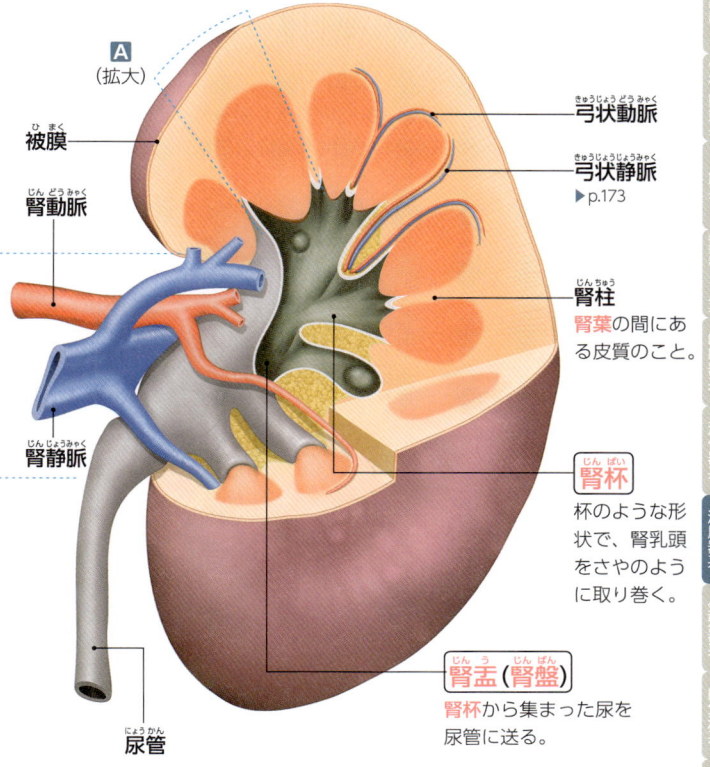

📖 たんぱく尿

血液中のたんぱく質はサイズが大きいため、腎臓の糸球体（▶p.174）にほとんど濾過されない。しかし何らかの原因で糸球体に障害が起きると、尿にたんぱくが出てくる。医療機関を受診して、たんぱく尿の原因を見極めることが重要である。

泌尿器系

腎小体・尿細管

糸球体でこしとられた水分は、尿細管で水や栄養素が血管に再吸収される。1つの腎小体とそれにつながる尿細管をネフロンという。

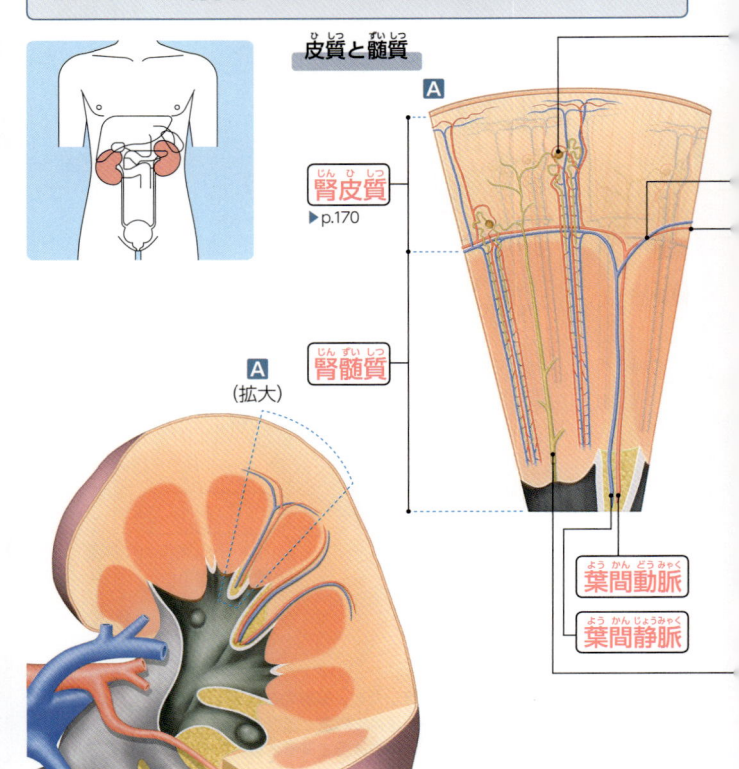

皮質と髄質

A

腎皮質
▶p.170

腎髄質

A（拡大）

葉間動脈

葉間静脈

ネフロンの構造

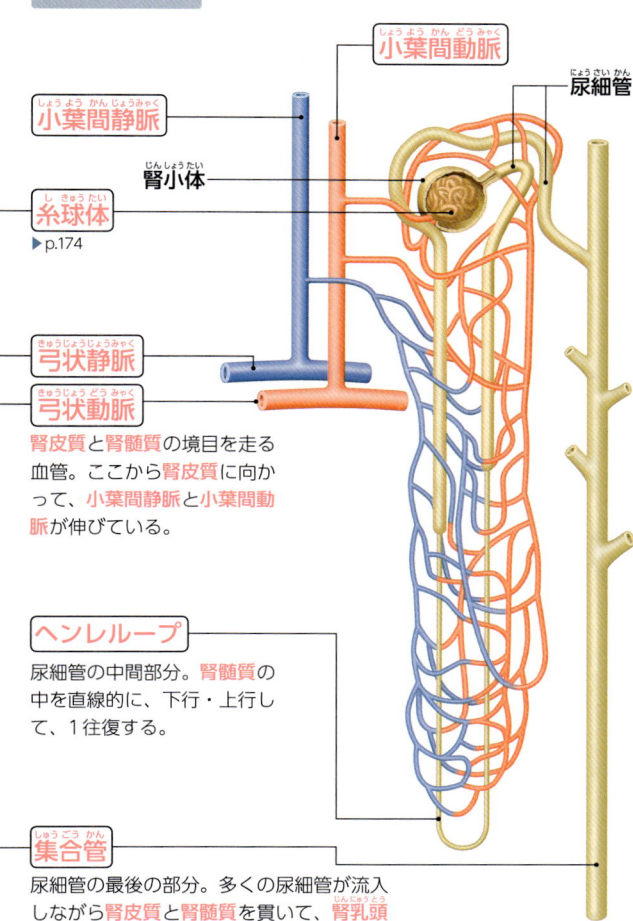

小葉間動脈

尿細管

小葉間静脈

腎小体

糸球体
▶p.174

弓状静脈

弓状動脈

腎皮質と腎髄質の境目を走る血管。ここから腎皮質に向かって、小葉間静脈と小葉間動脈が伸びている。

ヘンレループ

尿細管の中間部分。腎髄質の中を直線的に、下行・上行して、1往復する。

集合管

尿細管の最後の部分。多くの尿細管が流入しながら腎皮質と腎髄質を貫いて、腎乳頭の先端に達し、腎杯(▶p.171)へ尿を出す。

泌尿器系

腎小体の構造

腎小体の片方の端からは細動脈が出入りし、もう片方からは尿細管が出る。細動脈は腎小体の中で糸球体になり、血液が濾過される。

血管極
輸入細動脈と輸出細動脈の糸球体への出入り口。

ボウマン嚢
糸球体を包む袋。

糸球体
腎小体の中にある、毛細血管が糸玉のようにまとまったもの。ここで血液から尿（水分）が濾過されて、尿細管へと送られる。

腎小体

輸入細動脈

尿細管極
ボウマン嚢の近位尿細管につながる部分。

傍糸球体装置
ボウマン嚢から出てループを描いて戻ってきた遠位尿細管が元のボウマン嚢の血管極にくっついたもの。糸球体の血圧と濾過量を調整する。

輸出細動脈

遠位尿細管
尿細管のうち、集合管に近い部分。腎髄質のヘンレループ（▶p.173）で折り返して上行し、腎皮質へ戻った部分。

近位尿細管
尿細管のうち、腎小体に近い部分。腎皮質（▶p.170）にあるボウマン嚢から出て、腎髄質に向かって下行する部分。

第8章
生殖器系

生殖器系

女性生殖器—1

生殖用の構造物で、体表面にあるものを外生殖器(外陰部)、体内のものを内生殖器という。女性の外陰部は恥丘から会陰の領域をさす。

女性生殖器・外陰部の各部名称

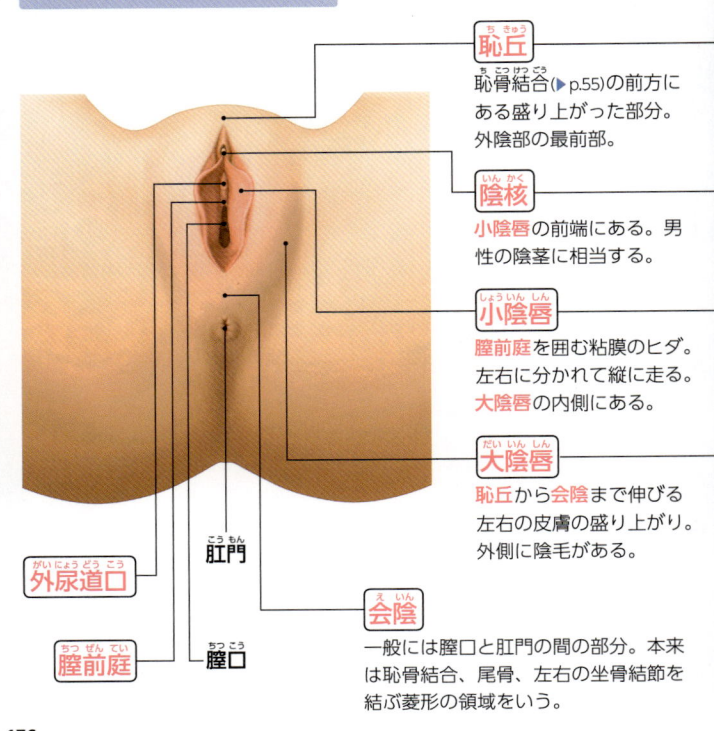

恥丘
恥骨結合(▶p.55)の前方にある盛り上がった部分。外陰部の最前部。

陰核
小陰唇の前端にある。男性の陰茎に相当する。

小陰唇
膣前庭を囲む粘膜のヒダ。左右に分かれて縦に走る。大陰唇の内側にある。

大陰唇
恥丘から会陰まで伸びる左右の皮膚の盛り上がり。外側に陰毛がある。

外尿道口

膣前庭

膣口

肛門

会陰
一般には膣口と肛門の間の部分。本来は恥骨結合、尾骨、左右の坐骨結節を結ぶ菱形の領域をいう。

女性生殖器の各部名称［正中断面］

子宮
長さ7〜8cm、幅4cm、厚さ3cmほど。壁は厚く、内部には粘膜に覆われた腔所があり、そこで胎児を育てる。

卵巣
子宮広間膜(▶p.178)の後面にあり、長さ3〜4cmの長楕円体。腹膜に覆われている。卵子をつくり、女性ホルモンを分泌する。

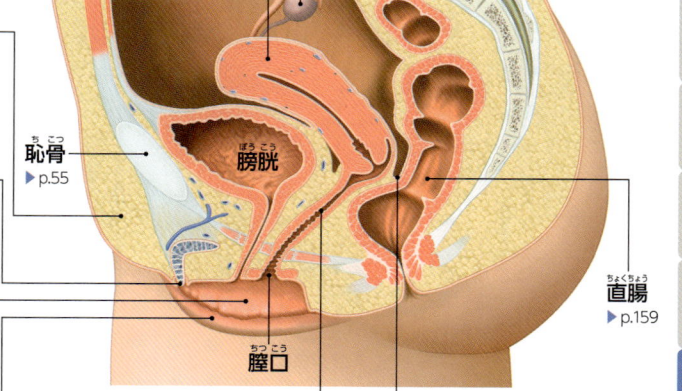

恥骨 ▶p.55

膀胱

直腸 ▶p.159

膣口

膣
子宮と外陰部をつなぐ筒状の器官。長さ約10cm。

ダグラス窩
子宮と直腸の間で腹膜腔の最下部になる深いくぼみ。

📖 膨らむ子宮

妊娠前の子宮の長さは7cmほどだが、出産前には30cm以上になる。大きくなった子宮は、周囲の臓器を圧迫する。膀胱や直腸が圧迫されるため、尿が近くなり、便秘になりやすい。胃や心臓も影響を受け、食が細くなったり、息切れをしやすくなる。骨盤が押されて、股関節が痛むこともある。出産後は1〜2か月で元のサイズに戻る。

生殖器系

女性生殖器—2

卵巣内で卵胞が成熟し、卵子が排出される。卵子は卵管に取り込まれ、精子と出会うと受精し、子宮体の壁に着床して妊娠が始まる。

女性の内生殖器

卵管

子宮体

子宮底

卵管膨大部
卵管の末端部で太くなった部分。精子と卵子はここで出会って受精が行われることが多い。

卵管漏斗部
腹腔口に向かって広がっているところ。先端の卵管采が卵巣にかぶさって、卵子を受け入れる。

卵巣
▶ p.177

固有卵巣索
卵巣と子宮をつなぐヒモ。

子宮広間膜
幅が広い腹膜のヒダ。中央に子宮、後面に卵巣があり、上縁を卵管が走る。

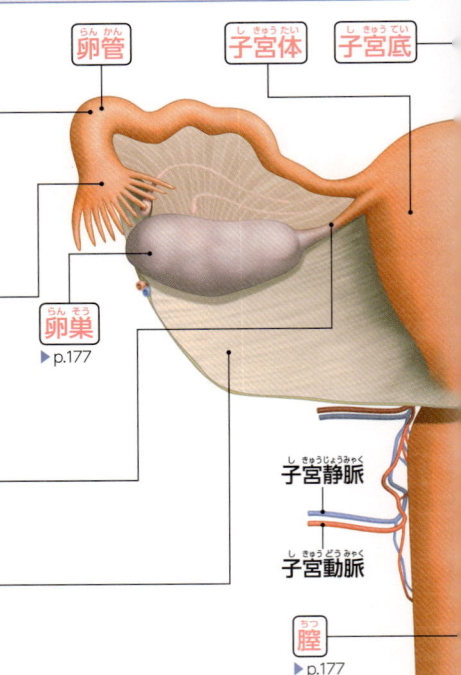

子宮静脈

子宮動脈

膣
▶ p.177

子宮外膜

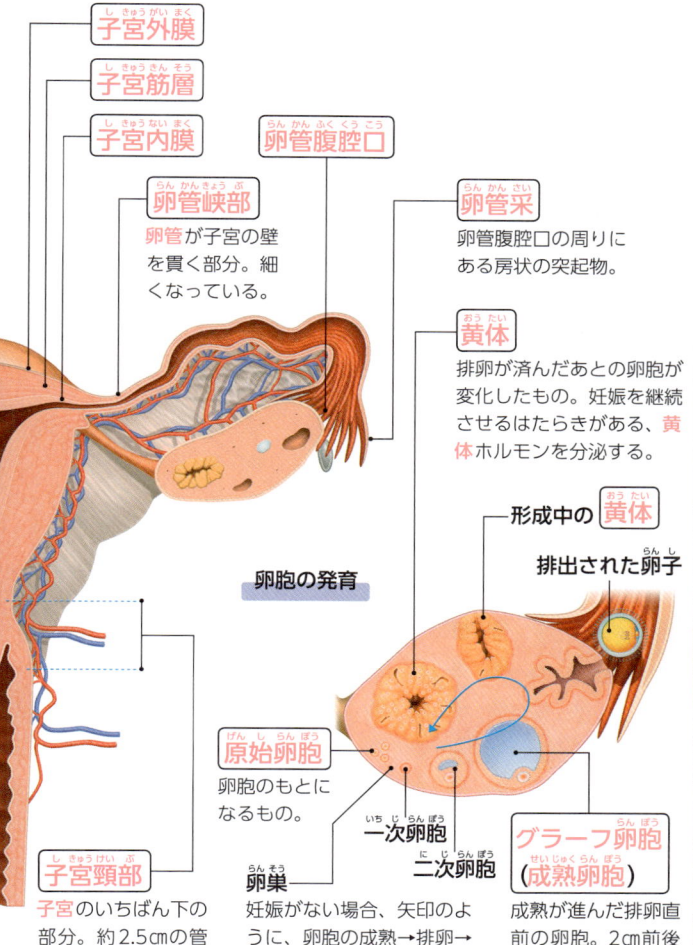

子宮筋層

子宮内膜

卵管腹腔口

卵管峡部
卵管が子宮の壁を貫く部分。細くなっている。

卵管采
卵管腹腔口の周りにある房状の突起物。

黄体
排卵が済んだあとの卵胞が変化したもの。妊娠を継続させるはたらきがある、黄体ホルモンを分泌する。

形成中の **黄体**

排出された**卵子**

卵胞の発育

原始卵胞
卵胞のもとになるもの。

一次卵胞

二次卵胞

卵巣
妊娠がない場合、矢印のように、卵胞の成熟→排卵→黄体形成→消滅をくり返す。

グラーフ卵胞（成熟卵胞）
成熟が進んだ排卵直前の卵胞。2cm前後の大きさになる。

子宮頸部
子宮のいちばん下の部分。約2.5cmの管状。膣につながる。

179

生殖器系

男性生殖器

精巣でつくられた精子は精管で運ばれる。精管は長い経路をめぐって、前立腺内の尿道に開口する。陰茎は海綿体で構成される。

男性生殖器の各部名称[正面]

鼠径管
腹壁の筋の下部に開いた通路。精管が通っている（▶p.74）。

精管
精巣から精子を運ぶ通路。精巣上体管に続き、鼠径管を通って骨盤腔に入り、膀胱の横を通って、前立腺を貫いて尿道に開く。

膀胱

尿管

前立腺
クルミほどの大きさ。膀胱のすぐ下で、尿道を取り巻く。精液の一部である前立腺液を分泌する。

尿生殖隔膜
下に開いている骨盤の口を閉鎖する膜の1つ。

陰茎脚

尿道

陰茎
左右の2つの陰茎海綿体と1つの尿道海綿体からできていて、血液が内部にたまって勃起する。尿道が貫いている。

陰茎海綿体
陰茎上部の左右にあり、陰茎の本体をなす海綿体。

外尿道口

精巣上体

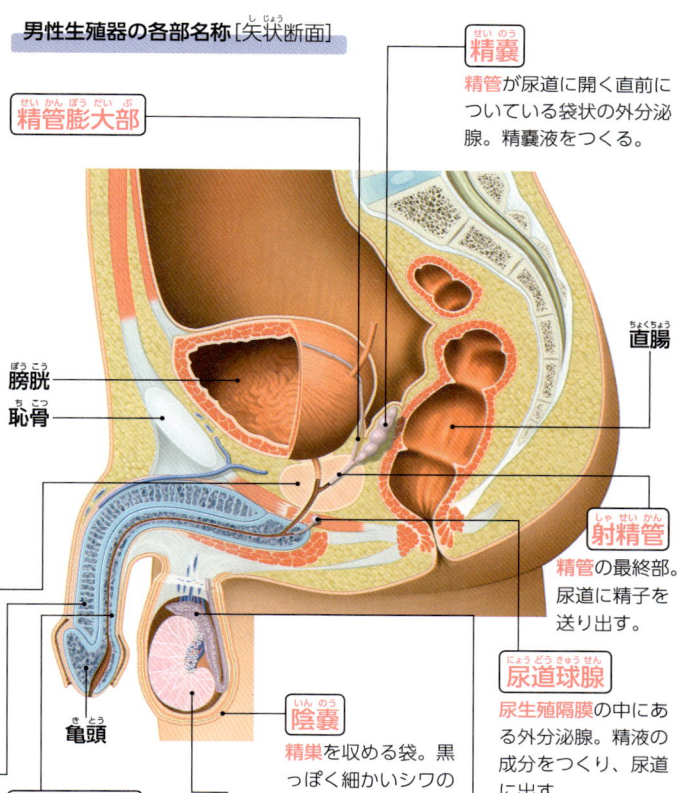

男性生殖器の各部名称［矢状断面］

精嚢
精管が尿道に開く直前についている袋状の外分泌腺。精嚢液をつくる。

精管膨大部

直腸

膀胱

恥骨

射精管
精管の最終部。尿道に精子を送り出す。

尿道球腺
尿生殖隔膜の中にある外分泌腺。精液の成分をつくり、尿道に出す。

亀頭

陰嚢
精巣を収める袋。黒っぽく細かいシワのある皮膚に覆われている。

尿道海綿体
陰茎の下部にある海綿体。内部を尿道が通っている。

精巣
精子をつくる場所。梅の実ほどの大きさの楕円球状。表面はかたい皮膜で覆われる。

精巣上体
精巣の上に載っていて、内部に長い精巣上体管が折りたたまれている。精子を運び出す精管に連なる。

生殖器系

精巣の構造

精巣内部の曲精細管で、精祖細胞が分裂を繰り返して、精子になる。
精子は曲精細管から精巣上体に移動し、精管に送り出される。

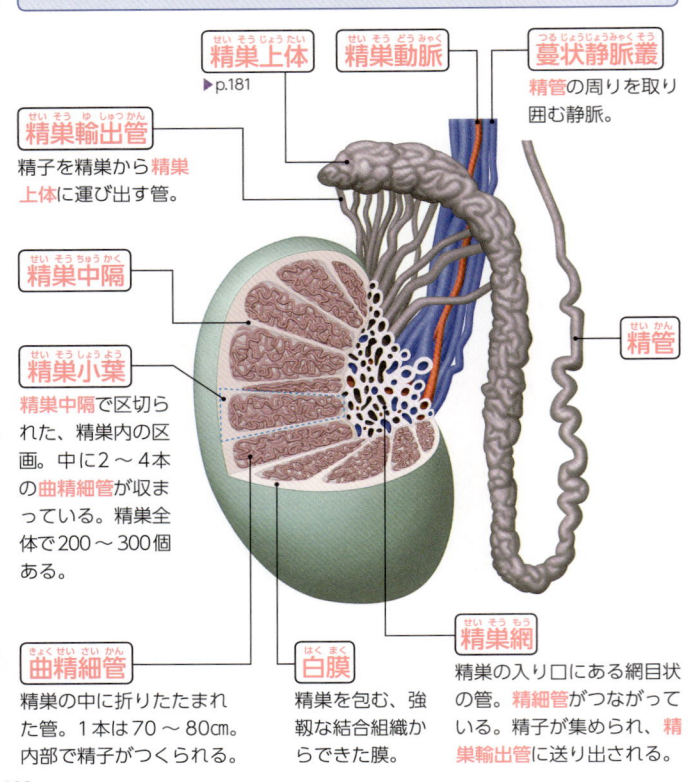

精巣上体
▶p.181

精巣動脈

蔓状静脈叢
精管の周りを取り囲む静脈。

精巣輸出管
精子を精巣から精巣上体に運び出す管。

精巣中隔

精巣小葉
精巣中隔で区切られた、精巣内の区画。中に2〜4本の曲精細管が収まっている。精巣全体で200〜300個ある。

精管

曲精細管
精巣の中に折りたたまれた管。1本は70〜80cm。内部で精子がつくられる。

白膜
精巣を包む、強靭な結合組織からできた膜。

精巣網
精巣の入り口にある網目状の管。精細管がつながっている。精子が集められ、精巣輸出管に送り出される。

第9章 内分泌系

内分泌系

おもな内分泌器官

体内の、特定の臓器に作用し、そのはたらきを調節する物質をホルモンという。ホルモンを分泌する器官が内分泌腺である。

甲状腺
▶p.186

副甲状腺（上皮小体）
▶p.186

心臓
尿の生成と排泄を増加させる心房性ナトリウム利尿ペプチドを分泌。

副腎
▶p.188

腎臓
赤血球の新生を促進させるエリスロポイエチンを分泌。

膵臓
▶p.189

卵巣
▶p.190

精巣
▶p.190

ホルモンとは

内分泌腺でつくられ、毛細血管に取り込まれて血液に入り、全身を循環する。そして、特定の器官の、特定の細胞に対して作用する。このような物質をホルモンという。ホルモンには、特定の器官の機能を強めるものと、弱めるものがあり、器官の機能のバランスをとっている。

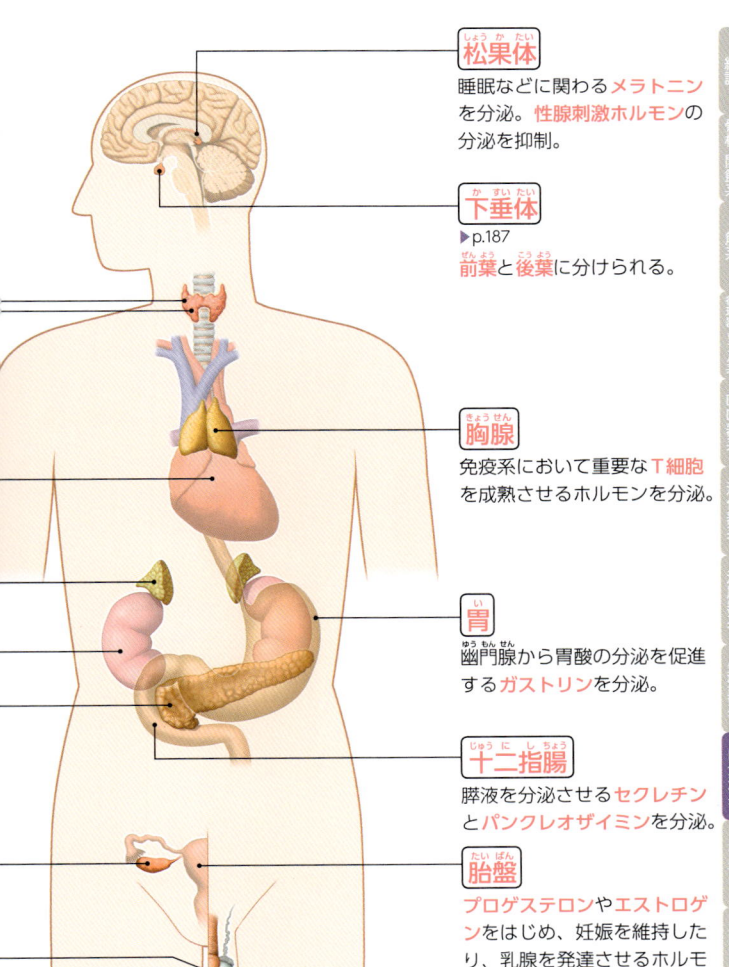

松果体
睡眠などに関わる**メラトニン**を分泌。**性腺刺激ホルモン**の分泌を抑制。

下垂体
▶p.187
前葉と**後葉**に分けられる。

胸腺
免疫系において重要な**T細胞**を成熟させるホルモンを分泌。

胃
幽門腺から胃酸の分泌を促進する**ガストリン**を分泌。

十二指腸
膵液を分泌させる**セクレチン**と**パンクレオザイミン**を分泌。

胎盤
プロゲステロンや**エストロゲン**をはじめ、妊娠を維持したり、乳腺を発達させるホルモンを分泌。

内分泌系

ホルモンの分泌器官—1

ホルモンを分泌する代表的な器官に、甲状腺・副甲状腺や脳下垂体がある。複数の種類のホルモンを分泌する器官もある。

甲状腺・副甲状腺（上皮小体）から出るホルモン

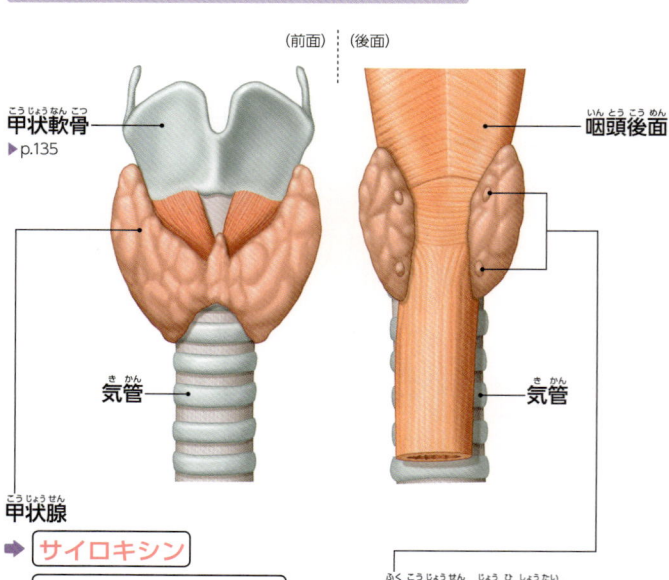

（前面）　（後面）

甲状軟骨
▶p.135

咽頭後面

気管

気管

甲状腺

➡ サイロキシン

➡ トリヨードサイロニン

全身の細胞の代謝を亢進。

➡ カルシトニン

骨吸収を抑制（血中 Ca^{2+} 減少）。

副甲状腺（上皮小体）

➡ 副甲状腺ホルモン（パラソルモン）

骨吸収を促進（血中 Ca^{2+} 増加）。

(脳)下垂体 A の拡大図と分泌されるホルモンが作用する部位

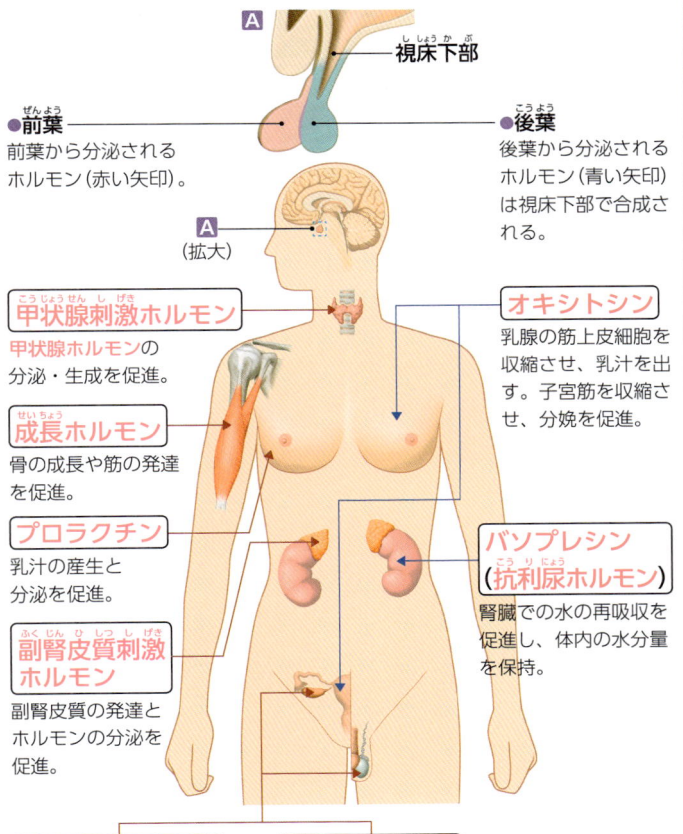

A

視床下部

● 前葉
前葉から分泌される
ホルモン(赤い矢印)。

● 後葉
後葉から分泌される
ホルモン(青い矢印)
は視床下部で合成さ
れる。

A
(拡大)

甲状腺刺激ホルモン
甲状腺ホルモンの
分泌・生成を促進。

オキシトシン
乳腺の筋上皮細胞を
収縮させ、乳汁を出
す。子宮筋を収縮さ
せ、分娩を促進。

成長ホルモン
骨の成長や筋の発達
を促進。

プロラクチン
乳汁の産生と
分泌を促進。

**バソプレシン
(抗利尿ホルモン)**
腎臓での水の再吸収を
促進し、体内の水分量
を保持。

**副腎皮質刺激
ホルモン**
副腎皮質の発達と
ホルモンの分泌を
促進。

卵胞刺激ホルモン
女性では卵胞の発育、男性
では精子の形成を促進。

黄体化ホルモン
女性では排卵を促し、黄体ホルモンの分泌を促
進。男性では男性ホルモンの合成・分泌を促す。

内分泌系

ホルモンの分泌器官—2

副腎は2つの組織それぞれがホルモンを分泌する。膵臓のランゲルハンス島のように他の器官に内分泌細胞が入っているものもある。

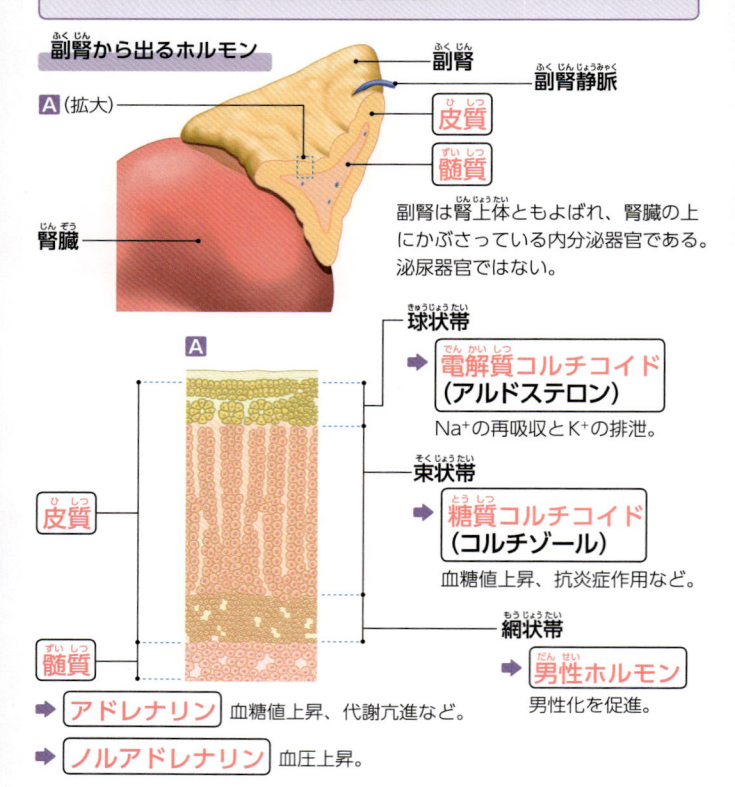

副腎から出るホルモン

副腎
副腎静脈
皮質
髄質
A（拡大）
腎臓

副腎は腎上体ともよばれ、腎臓の上にかぶさっている内分泌器官である。泌尿器官ではない。

A

皮質
髄質

球状帯
→ **電解質コルチコイド**
（アルドステロン）
Na^+の再吸収とK^+の排泄。

束状帯
→ **糖質コルチコイド**
（コルチゾール）
血糖値上昇、抗炎症作用など。

網状帯
→ **男性ホルモン**
男性化を促進。

- アドレナリン 血糖値上昇、代謝亢進など。
- ノルアドレナリン 血圧上昇。

膵臓のランゲルハンス島から出るホルモン

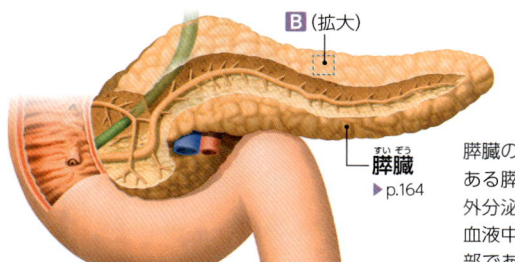

B (拡大)

膵臓
▶ p.164

膵臓の組織は、消化液である膵液を腸に分泌する外分泌部と、ホルモンを血液中に分泌する内分泌部であるランゲルハンス島からなる。

α (A) 細胞

➡ グルカゴン

血糖値の上昇。α細胞はランゲルハンス島の細胞の15〜20%を占め、周縁に分布する。

β (B) 細胞

➡ インスリン

血糖値低下。β細胞はランゲルハンス島の細胞の75〜80%を占める。

δ (D) 細胞

➡ ソマトスタチン

インスリンやグルカゴンの分泌を抑制。δ細胞はランゲルハンス島の細胞の5%ほど。

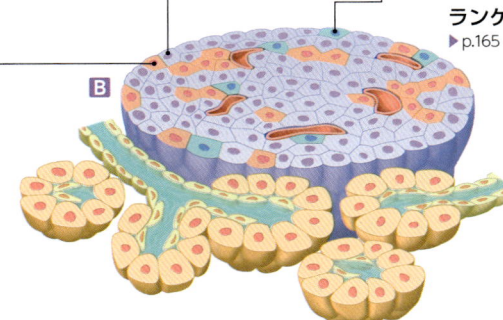

ランゲルハンス島
▶ p.165

B

内分泌系

ホルモンの分泌器官―3

生殖器官からは、それぞれの性を確立し、卵子や精子をつくり、妊娠・出産を促すための性ホルモンが分泌される。

精巣から出るホルモン

精巣
▶p.182

精巣小葉

曲精細管

→ **男性ホルモン（テストステロン）**

曲精細管どうしの間にあるライディッヒ細胞でつくられる。二次性徴を発現し、精子を形成する。筋肉を太くする。

卵巣から出るホルモン

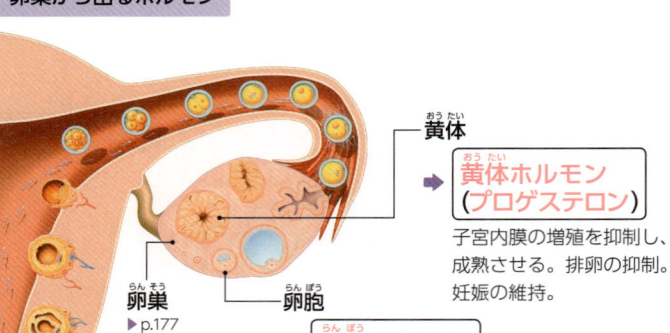

黄体

→ **黄体ホルモン（プロゲステロン）**

子宮内膜の増殖を抑制し、成熟させる。排卵の抑制。妊娠の維持。

卵巣
▶p.177

卵胞

→ **卵胞ホルモン（エストロゲン）**

二次性徴を発現する。卵胞の成長と子宮内膜の増殖を促進。

第10章
神経系

神経系

神経系の概要

神経系には、脳と脊髄からなる中枢神経と、中枢神経から出る末梢神経がある。末梢神経は12対の脳神経と31対の脊髄神経からなる。

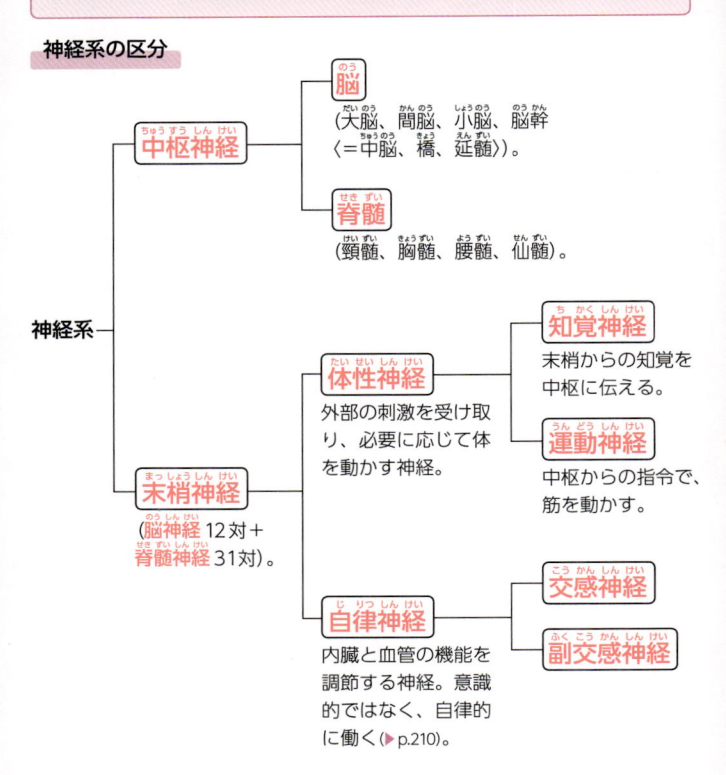

神経系の区分

- 神経系
  - 中枢神経
    - 脳（大脳、間脳、小脳、脳幹〈＝中脳、橋、延髄〉）。
    - 脊髄（頸髄、胸髄、腰髄、仙髄）。
  - 末梢神経（脳神経12対＋脊髄神経31対）。
    - 体性神経：外部の刺激を受け取り、必要に応じて体を動かす神経。
      - 知覚神経：末梢からの知覚を中枢に伝える。
      - 運動神経：中枢からの指令で、筋を動かす。
    - 自律神経：内臓と血管の機能を調節する神経。意識的ではなく、自律的に働く（▶p.210）。
      - 交感神経
      - 副交感神経

脳と脊髄

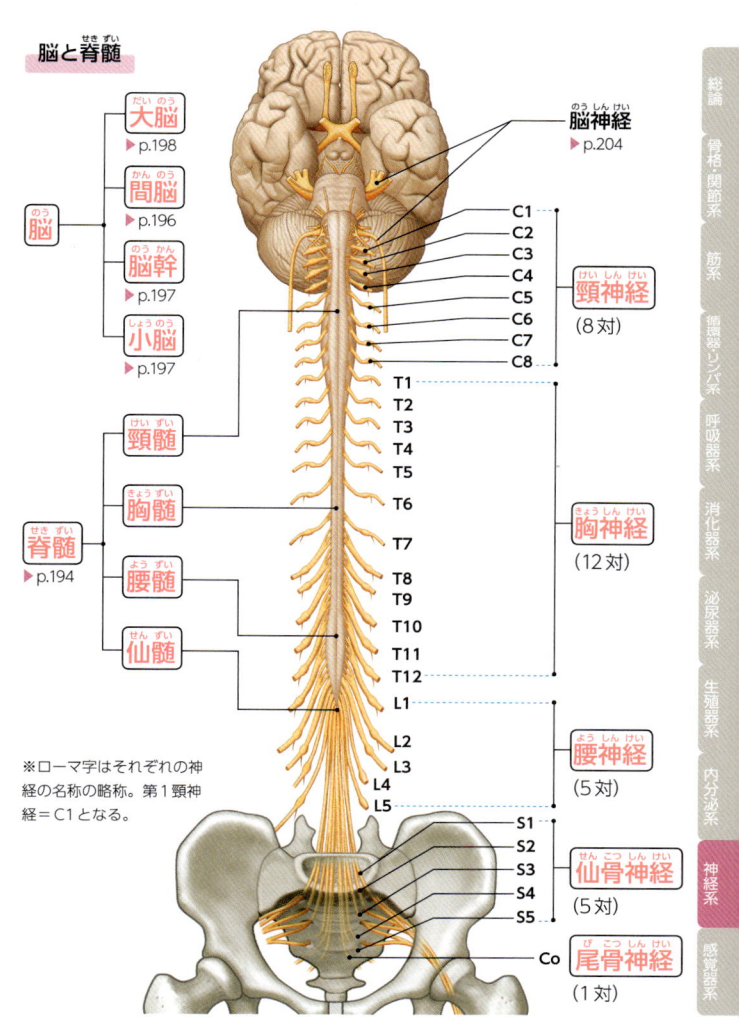

- 脳
  - 大脳 ▶p.198
  - 間脳 ▶p.196
  - 脳幹 ▶p.197
  - 小脳 ▶p.197

- 脊髄 ▶p.194
  - 頸髄
  - 胸髄
  - 腰髄
  - 仙髄

※ローマ字はそれぞれの神経の名称の略称。第1頸神経＝C1となる。

脳神経 ▶p.204

- 頸神経（8対）: C1〜C8
- 胸神経（12対）: T1〜T12
- 腰神経（5対）: L1〜L5
- 仙骨神経（5対）: S1〜S5
- 尾骨神経（1対）: Co

神経系

脊髄

脊髄に出入りする末梢神経を脊髄神経という。脊髄の溝から脊髄神経の根が出る。前根を通る運動神経と後根を通る知覚神経がある。

脊髄と脊髄神経[胸神経]

後根
脊髄の後外側溝から入る。皮膚の感覚を中枢に伝える知覚神経。

後正中裂
後外側溝

脊髄神経
脊髄に出入りする末梢神経。上下に隣り合う椎骨の間の椎間孔から出る。

脊髄神経節
前根と後根が合流して脊髄神経となる直前の、後根の膨らんだ部分で、知覚を伝える神経細胞の細胞体(▶p.212)がある。後根神経節ともいう。

脊髄
前外側溝
前正中裂

前根
脊髄の前外側溝から出る。筋の動きを支配する運動神経。

交感神経幹
上下の隣り合った交感神経節が神経線維で結ばれてできたもの。脊柱の左右両側にある。

脊髄の断面

● **髄膜**
脊柱管の内側にあり、脊髄を包む膜。外側から硬膜、クモ膜、軟膜の3層からなる。

クモ膜
細かな線維でできている。硬膜と接している。下部にクモ膜下腔(▶p.202)があり、脳脊髄液が満たす。

背側

軟膜
脊髄の表面とすき間なく密着している。

椎弓

硬膜
丈夫な結合組織でできている。脊柱管と硬膜の間は硬膜上腔という脂肪層がある。

後根

前根

椎体
▶p.49

中心管

前枝

脊髄神経

後枝
脊髄神経から分かれた枝のうち、背側に向かう細いもの。背部の皮膚と筋肉に分布する。

白質
神経線維が集まっている部分。白っぽく見える。脊髄では灰白質の周囲にある。

前枝
脊髄神経から分かれた枝のうち、腹側に向かうもの。

灰白質
神経細胞が集まっている部分。灰色に見える。脊髄では、周囲を白質に包まれて、H字型をしている。

交感神経節
交感神経の神経細胞の細胞体がある。シナプスがあり、ここで神経細胞が交替する。

神経系

脳（間脳・脳幹）

脊髄と大脳の間にある、間脳と脳幹では、運動機能、呼吸など生命を維持する機能、ホルモン分泌などが制御されている。

脳の構造

大脳
▶p.198

脳弓
大脳半球の内側面にある線維の束。弓状で、海馬と乳頭体という部分をつなぐ。

視床
左右の大脳半球の間にある間脳のうち上のほうの部分。からだ各部からの感覚を大脳皮質に伝える。

間脳

視床下部
間脳の下の部分。自律神経系の最高中枢であり、下にくっついている下垂体からのホルモンの分泌をコントロールしている。

下垂体
▶p.187

📖 脳死

脳死には2つの状態がある。脳のすべてが機能しない場合を全脳死という。大脳はまだ生きているが、脳幹は機能していないものを脳幹死という。脳幹死でも、いずれは大脳も機能しなくなる。なお、植物状態は脳死ではない。大脳の一部またはすべてが機能していないが、小脳と脳幹は生きており、回復の可能性もある。

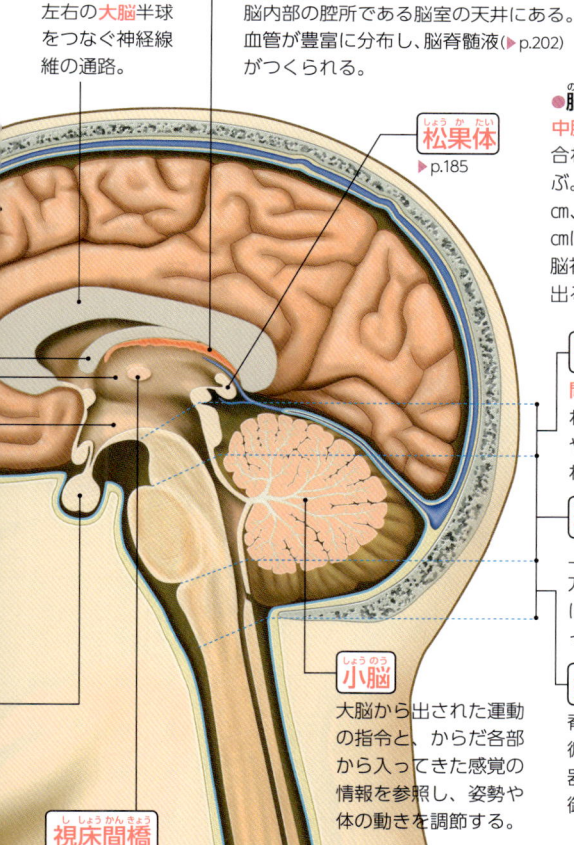

脳梁
左右の大脳半球をつなぐ神経線維の通路。

脈絡叢
脳内部の腔所である脳室の天井にある。血管が豊富に分布し、脳脊髄液（▶p.202）がつくられる。

松果体
▶p.185

●脳幹
中脳、橋、延髄を合わせて脳幹とよぶ。全体は長さ10cm、直径1.5〜4cmほどの円筒形。脳神経（▶p.204）が出る場所。

中脳
間脳と橋に挟まれた部分。運動や眼球反射に関わる。

橋
上方に中脳、後方に小脳、下方に延髄がつながっている。

小脳
大脳から出された運動の指令と、からだ各部から入ってきた感覚の情報を参照し、姿勢や体の動きを調節する。

延髄
脊髄のすぐ上。循環器系や呼吸器系の動きを制御する。

視床間橋
左右の視床をつなぐ部分。

脊髄

総論／骨格・関節系／筋系／循環器・リンパ系／呼吸器系／消化器系／泌尿器系／生殖器系／内分泌系／神経系／感覚器系

神経系

脳（大脳辺縁系と大脳基底核）

大脳の中心部には、大脳基底核があり、それを包むようにして大脳辺縁系がある。記憶や感情、不随意運動を制御する部分。

大脳の前頭断面

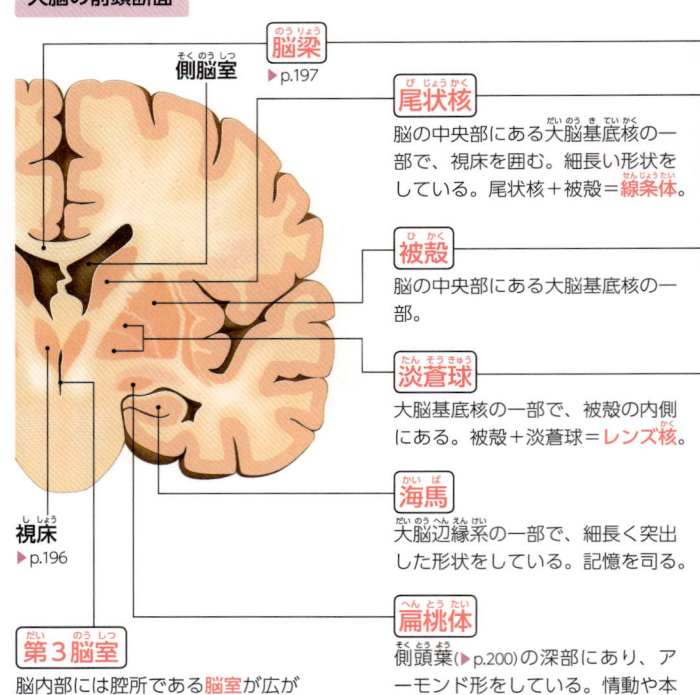

側脳室

脳梁
▶p.197

尾状核
脳の中央部にある大脳基底核の一部で、視床を囲む。細長い形状をしている。尾状核＋被殻＝線条体。

被殻
脳の中央部にある大脳基底核の一部。

淡蒼球
大脳基底核の一部で、被殻の内側にある。被殻＋淡蒼球＝レンズ核。

海馬
大脳辺縁系の一部で、細長く突出した形状をしている。記憶を司る。

視床
▶p.196

扁桃体
側頭葉（▶p.200）の深部にあり、アーモンド形をしている。情動や本能行動などに関係する。

第3脳室
脳内部には腔所である脳室が広がっているが、その間脳にある部分。

大脳辺縁系と大脳基底核

大脳辺縁系＝扁桃体、海馬、帯状回など
感情の表れ、記憶の保持、学習などに深く関わる。

大脳基底核＝線条体、レンズ核
小脳とともに、随意運動（歩く、走る）の際にバランスをとるはたらきがある。

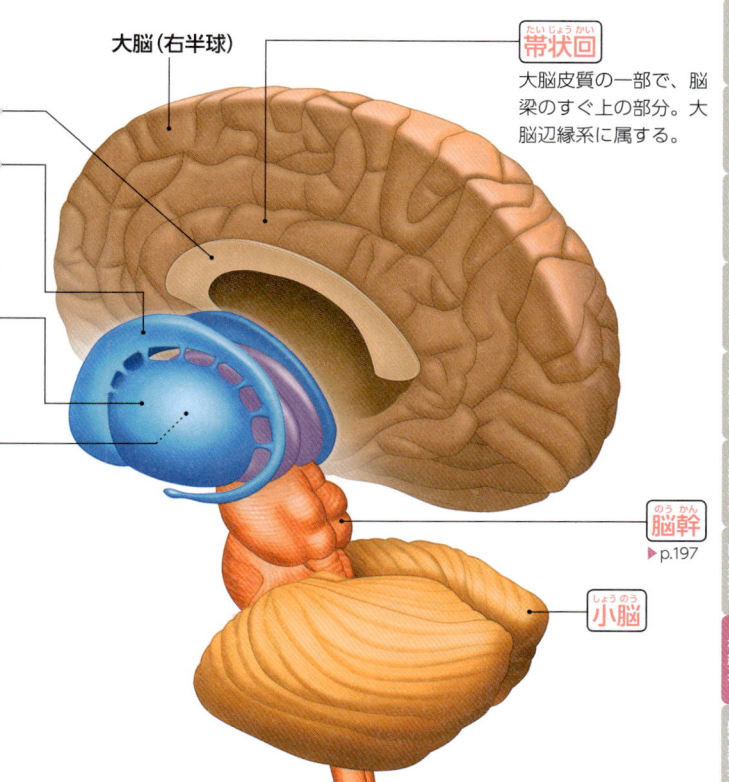

大脳（右半球）

帯状回
大脳皮質の一部で、脳梁のすぐ上の部分。大脳辺縁系に属する。

脳幹
▶p.197

小脳

神経系

脳（大脳皮質）

大脳皮質には溝があり、表面積を増やしている。部位によって、感覚情報の整理や、からだの動きの制御などのはたらきが決まっている。

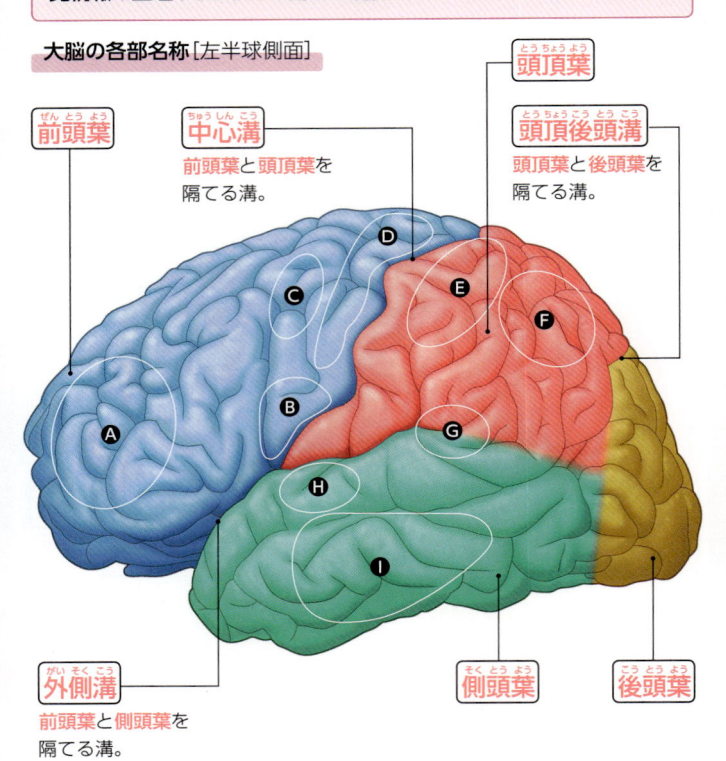

大脳の各部名称［左半球側面］

前頭葉

中心溝
前頭葉と頭頂葉を隔てる溝。

頭頂葉

頭頂後頭溝
頭頂葉と後頭葉を隔てる溝。

外側溝
前頭葉と側頭葉を隔てる溝。

側頭葉

後頭葉

大脳の前頭断面

大脳縦裂
大脳の左半球と右半球を分ける溝。

大脳皮質(灰白質)
大脳の表面の部分。灰色に見える。神経細胞が集まった灰白質の層で厚さ1.5〜4mm。

脳回
脳溝と脳溝との間にある幅1cmほどの高まり。脳溝と脳回によって大脳皮質の表面積は広くなっている。

髄質(白質)
大脳皮質の下に広がる部分。白っぽく見える。神経線維が集まった白質の層。

外側溝

レンズ核
▶p.198

内包
レンズ核と視床に挟まれた白質の領域。

視床
▶p.196

脳溝
大脳皮質の表面に走る溝。

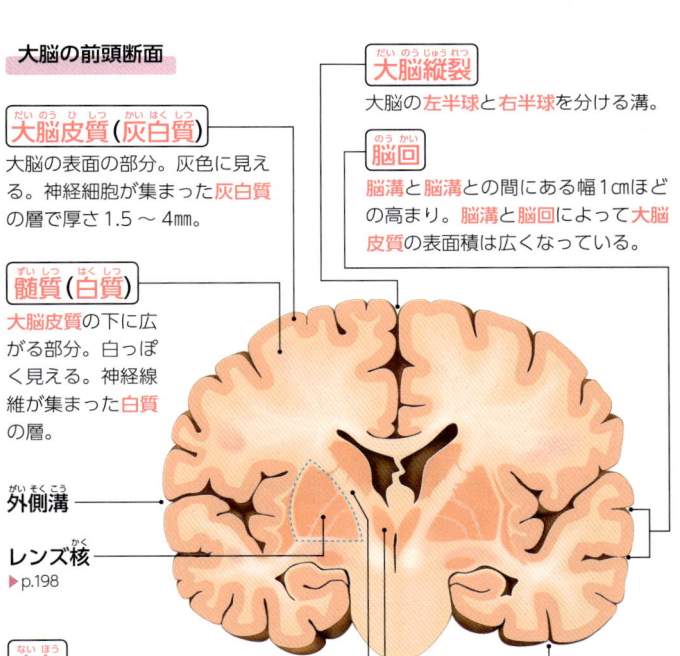

■ 大脳皮質の部分(野)の名称とはたらき (ⒶからⒾは左図で示した各野に対応する)

Ⓐ 前頭連合野	行動や計画の立案、将来予測に関与する。
Ⓑ ブローカ野(運動性言語中枢)	右利きの場合、左半球にある。言葉を話したり文字を書いたりする筋肉の運動に関わる。
Ⓒ 運動前野	一次運動野と密接に関連して、運動の制御や準備を行う。
Ⓓ 一次運動野	筋肉の動きを直接に指令する。
Ⓔ 体性感覚野	全身の皮膚からの情報が入る。場所により対応するからだの部位は決まっている。
Ⓕ 頭頂連合野	からだの位置や動きの情報と、視覚野の情報を統合する。
Ⓖ ウェルニッケ野(感覚性言語中枢)	右利きの場合、左半球にある。話の内容や文章の理解能力に関わる。
Ⓗ 聴覚野	聴覚の情報が入る。音の高さに応じて反応する部位が異なる。
Ⓘ 側頭連合野	聴覚野と視覚野からの情報を受け、どんな音や画像かを認識する。

神経系

脳（脳を守るしくみ）

脳は3層の膜に包まれている。クモ膜の内側のクモ膜下腔には、脈絡叢でつくられた脳脊髄液が流れ、脳はそこに浮かんだ状態にある。

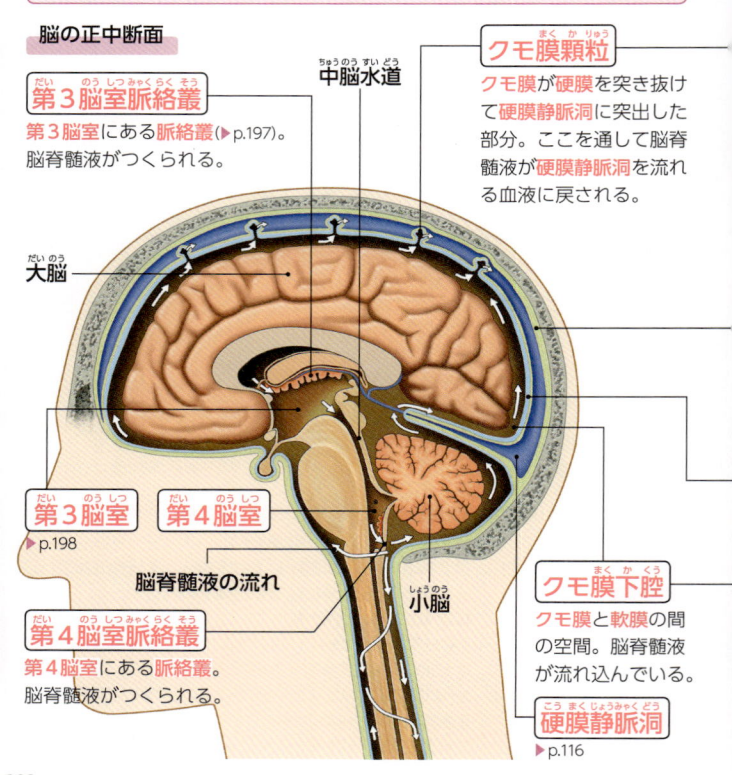

脳の正中断面

第3脳室脈絡叢
第3脳室にある脈絡叢（▶p.197）。
脳脊髄液がつくられる。

中脳水道

クモ膜顆粒
クモ膜が硬膜を突き抜けて硬膜静脈洞に突出した部分。ここを通して脳脊髄液が硬膜静脈洞を流れる血液に戻される。

大脳

第3脳室
▶p.198

第4脳室

脳脊髄液の流れ

小脳

第4脳室脈絡叢
第4脳室にある脈絡叢。
脳脊髄液がつくられる。

クモ膜下腔
クモ膜と軟膜の間の空間。脳脊髄液が流れ込んでいる。

硬膜静脈洞
▶p.116

脳脊髄液減少症

交通事故など強い衝突事故の後に、頭痛、吐きけ、めまい、耳鳴りなどの症状が残ることがある。最近、これらの原因の1つに、脳脊髄液減少症があるといわれている。衝撃を受けたクモ膜や硬膜が破れて、脳脊髄液が漏れ出し、脳神経や血管が刺激されて発症すると考えられ、そのメカニズムの研究が進んでいる。

脳の表面近くの前頭断面

髄膜
脳を包む3層の膜。硬膜、クモ膜、軟膜を合わせて髄膜とよぶ。

硬膜静脈洞

導出静脈
頭蓋腔外の静脈と硬膜静脈洞をつなぐ静脈。

頭皮

頭蓋骨

硬膜
髄膜のいちばん外側の膜。じょうぶな結合組織からできている。

クモ膜
髄膜の中間層の膜。細かな線維からなり、すき間に脳脊髄液を含んでいる。

軟膜

大脳

クモ膜小柱
クモ膜と軟膜をつなぐ線維の束。

神経系

脳神経

脳神経には脳から出る位置により前から順に番号がついている。頭頸部の動き、感覚器からの知覚、内臓の動きを支配する神経がある。

脳神経の種類とはたらき [脳を底面から見たところ]

嗅神経(第Ⅰ脳神経)
鼻腔の嗅細胞(▶p.227)でとらえた嗅覚を伝える。

視神経(第Ⅱ脳神経)
視覚を伝える。

動眼神経(第Ⅲ脳神経)
眼球を動かす4つの筋肉と上眼瞼挙筋(▶p.221)、瞳孔と毛様体の動きを支配する。

滑車神経(第Ⅳ脳神経)
眼球を動かす上斜筋の動きを支配する。

滑車神経
外転神経
動眼神経

三叉神経(第Ⅴ脳神経)
▶p.206
眼神経、上顎神経、下顎神経に分かれる(下図)。顔面の皮膚の知覚を伝える。咀嚼運動を行う運動神経も含まれる(下図の矢印)。

上顎神経
下顎神経
眼神経

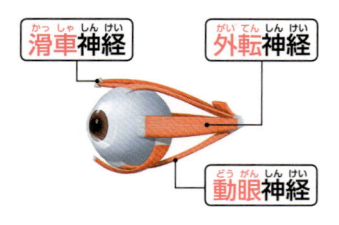

外転神経(第Ⅵ脳神経)
眼球を動かす外側直筋(▶p.221)の動きを支配する。

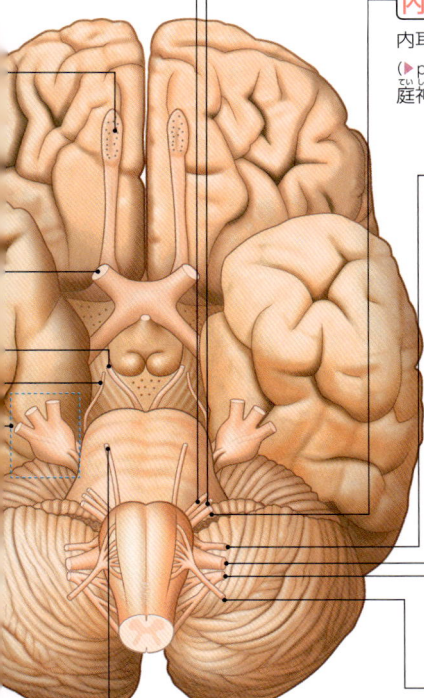

顔面神経（第Ⅶ脳神経）

顔面の表情筋(▶p.67)の動きを支配する神経と、味覚を伝え、涙腺や顎下腺を支配する神経からなる。

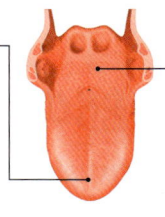

内耳神経（第Ⅷ脳神経）

内耳から聴覚を伝える蝸牛神経(▶p.224)と平衡感覚を伝える前庭神経(▶p.225)に分かれる。

舌咽神経（第Ⅸ脳神経）

中耳の知覚、舌根部と咽頭の知覚と味覚、咽頭の動き、耳下腺からの分泌を支配する。

迷走神経（第Ⅹ脳神経）

咽頭や喉頭(▶p.132)の筋の動きと知覚、頸部から胸部、腹部の内臓を支配する。

副神経（第Ⅺ脳神経）

胸鎖乳突筋(▶p.70)と僧帽筋(▶p.76)の動きを支配する。

舌下神経（第Ⅻ脳神経）

舌の動きを支配する。

神経系

頭部の神経

頭部には、皮膚や粘膜からの知覚と顎を動かす筋を支配する三叉神経と、顔面の表情筋を動かし、表情をつくる顔面神経が分布する。

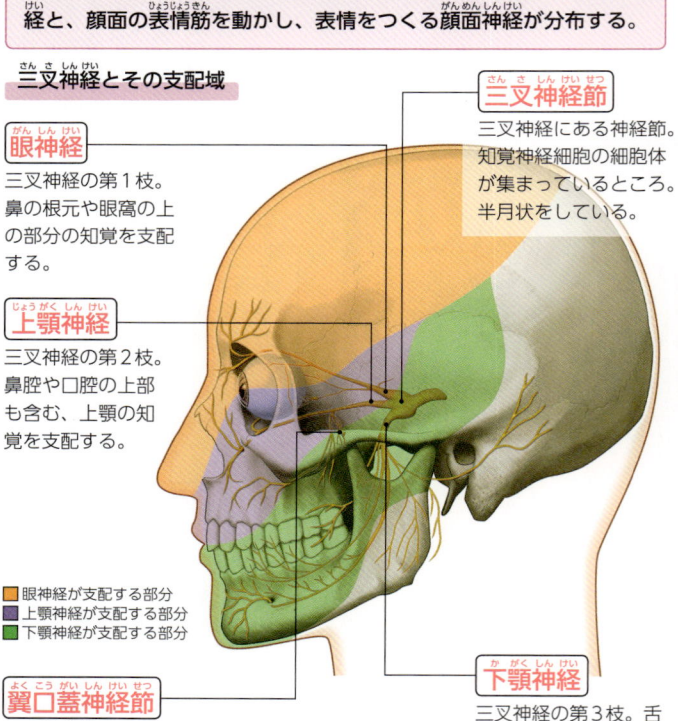

三叉神経とその支配域

三叉神経節
三叉神経にある神経節。知覚神経細胞の細胞体が集まっているところ。半月状をしている。

眼神経
三叉神経の第1枝。鼻の根元や眼窩の上の部分の知覚を支配する。

上顎神経
三叉神経の第2枝。鼻腔や口腔の上部も含む、上顎の知覚を支配する。

- ■ 眼神経が支配する部分
- ■ 上顎神経が支配する部分
- ■ 下顎神経が支配する部分

翼口蓋神経節
涙や副鼻腔などの粘液の分泌を支配する副交感神経の神経節。上顎神経に付随しているが、副交感神経は顔面神経に由来する。

下顎神経
三叉神経の第3枝。舌など口腔の下部を含む下顎の知覚と、咀嚼筋の動きを支配する。

顔面神経の分布

側頭枝
まぶた、こめかみ、耳の周囲の表情筋へと分布する。

頬骨枝
まぶたを動かす眼輪筋(▶p.66)、眼と口の間の表情筋(▶p.67)へと分布する。

大錐体神経
顔面神経から分枝し、翼口蓋神経節に入る副交感神経。

鼓索神経
舌神経に合流する。舌の前3分の2の味覚を支配し、顎下腺と舌下腺の副交感神経を含む。

後耳介神経
耳介を動かす後耳介筋(▶p.68)から後頭部の後頭筋(▶p.68)へと分布する。

耳下腺神経叢
顔面神経が耳下腺内で、分岐合流をくり返している部分。ここからすべての表情筋へと神経が伸びている。

頬筋枝
口角を引いたり、口をすぼめたりする頬筋(▶p.67)と口の周囲の表情筋へと分布する。

下顎縁枝
あごにあり、口の下の表情筋へと分布する。

頸枝
側頸部の皮膚を緊張させる広頸筋(▶p.68)を動かす。

神経系

上肢と下肢の神経

手足を屈曲する筋肉と皮膚の知覚を支配する神経は、上肢は腕神経叢、下肢は腰神経叢と仙骨神経叢から枝分かれして分布する。

上肢のおもな神経［前面］

筋皮神経
上腕の屈筋の運動と、前腕の橈側の皮膚知覚を支配する。

橈骨神経
上腕骨の背側を回ってくる。上腕と前腕のすべての伸筋と、上腕、前腕、手の橈側の皮膚知覚を支配する。

正中神経
前腕の大半の屈筋や母指球筋(▶p.84)などの運動と、手掌の皮膚知覚を支配する。

腕神経叢
頸部の皮膚や筋に分布する神経の枝が出る。第5〜第8頸神経(C5〜C8)と第1胸神経(T1)(▶p.193)の前枝(▶p.195)で構成される。

尺骨神経
上肢の尺側の屈筋や小指球筋(▶p.84)、母指球筋の一部などの運動と、手掌の尺側の皮膚知覚を支配する。

下肢のおもな神経 [前面と右側面]

腰神経叢
骨盤の腹側、鼡径部、大腿前面などの皮膚と筋に分布する神経の枝が出る。第12胸神経（T12）（▶p.193）の一部、第1～第4腰神経（L1～L4）の前枝で構成。

仙骨神経叢
殿部、大腿後面、下腿、足の皮膚と筋に分布する神経の枝が出る。腰神経の第4（L4）（▶p.193）の一部、第5腰神経（L5）、第1～第3仙骨神経（S1～S3）の前枝で構成。

大腿神経
大腿動静脈に平行して鼡径靱帯の下を潜り、前面に出る。大腿の伸筋、大腿前面や下腿内側の皮膚を支配する。

坐骨神経
下肢の後面を走る、人体最長の神経。大腿の後面を降りながら、大腿の屈筋群に枝を出し、総腓骨神経と脛骨神経に分かれる。

総腓骨神経
下腿の伸筋、下腿外側や足背の皮膚を支配する。

脛骨神経
下腿の屈筋群、足底の筋群、下腿後面や足底の皮膚を支配する。

神経系

自律神経系

自律神経は身体を活動状態にする交感神経と内臓機能を強める副交感神経がある。互いに逆にはたらき、全身の機能のバランスをとる。

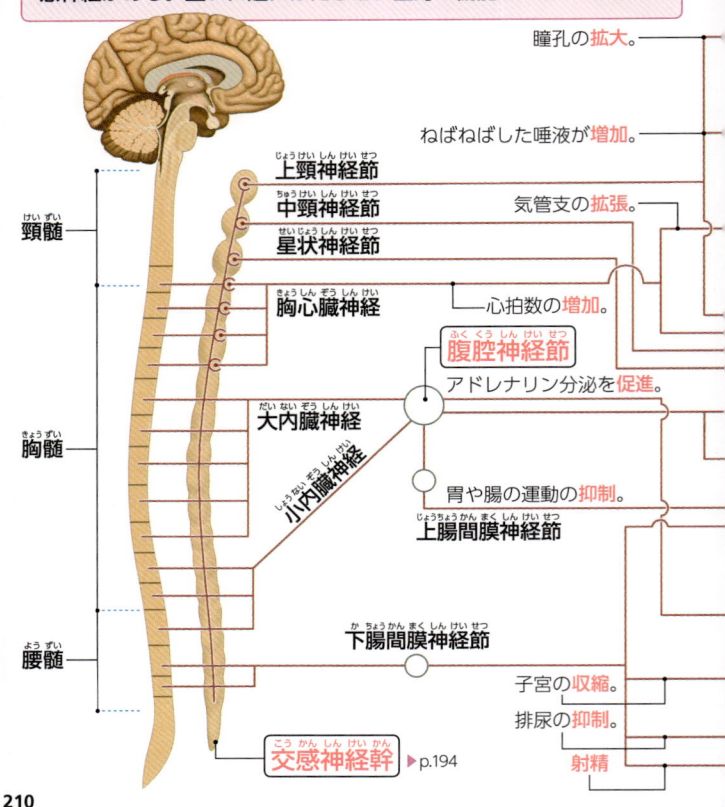

- 瞳孔の拡大。
- ねばねばした唾液が増加。

頸髄
- 上頸神経節
- 中頸神経節
- 星状神経節
- 気管支の拡張。

- 胸心臓神経
- 心拍数の増加。

腹腔神経節
- アドレナリン分泌を促進。

胸髄
- 大内臓神経
- 小内臓神経
- 胃や腸の運動の抑制。
- 上腸間膜神経節

腰髄
- 下腸間膜神経節
- 子宮の収縮。
- 排尿の抑制。
- 射精。

交感神経幹 ▶p.194

■自律神経の役割

交感神経 (こうかんしんけい) (左ページ)	からだを緊張、興奮状態にして、周囲の状況に即座に反応できるようにする。内臓機能を抑制する。
副交感神経 (ふくこうかんしんけい) (右ページ)	交感神経と反対のはたらき。個々の内臓の機能を促進させ、からだの調子を整える。

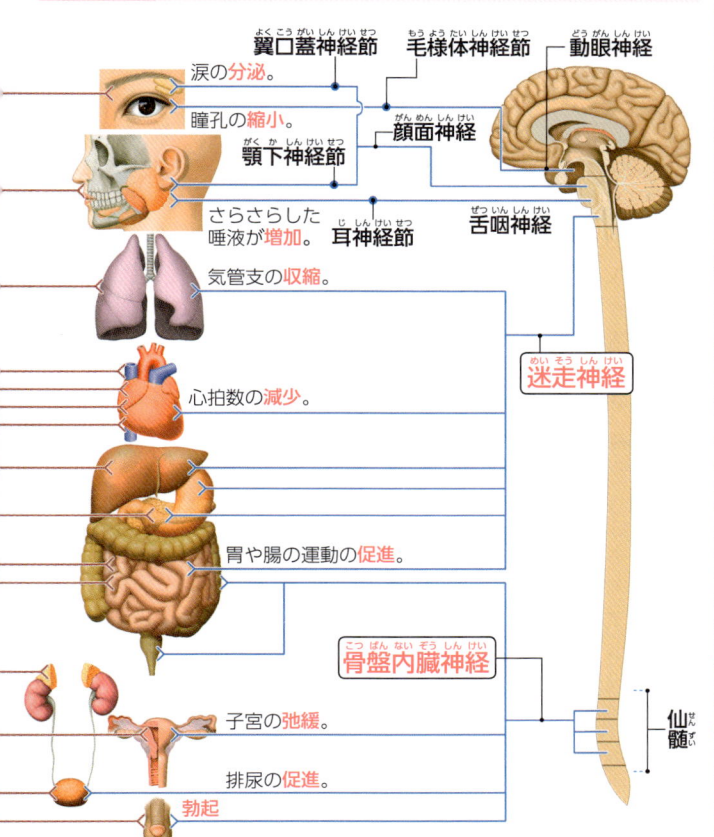

翼口蓋神経節（よくこうがいしんけいせつ）　毛様体神経節（もうようたいしんけいせつ）　動眼神経（どうがんしんけい）

涙の分泌。
瞳孔の縮小。
顎下神経節（がくかしんけいせつ）
顔面神経（がんめんしんけい）

さらさらした唾液が増加。
耳神経節（じしんけいせつ）
舌咽神経（ぜついんしんけい）

気管支の収縮。

迷走神経（めいそうしんけい）

心拍数の減少。

胃や腸の運動の促進。

骨盤内臓神経（こつばんないぞうしんけい）

子宮の弛緩。

排尿の促進。

勃起

仙髄（せんずい）

211

神経系

神経細胞の構造

神経細胞は核周部と、そこから出る突起で構成される。刺激は核周部から軸索に流れ、末端のシナプスにより次の神経細胞へと伝わる。

神経細胞（ニューロン）のしくみ

軸索（神経突起）
核周部から出る突起のうち、長いもの。1本である。先端に向かって刺激が伝わり、シナプスでほかの神経細胞に結合している。

核周部（細胞体）
神経細胞のうち、核を含む、細胞の本体部分。

核

シナプス
神経細胞の末端で、次の神経細胞に接合する部分。軸索を伝わってきた刺激に応じて化学物質（神経伝達物質）が放出される。

稀突起膠細胞
中枢神経系で髄鞘をつくる、神経膠細胞の一種。1つの膠細胞が複数の髄鞘をつくる。

樹状突起
核周部の周囲に出ている突起。短く、枝分かれし、複数あることが多い。

●中枢神経系の髄鞘
軸索の周囲を稀突起膠細胞の膜状の突起が取り囲み、髄鞘（ミエリン鞘）を形成する。

●末梢神経系の髄鞘とシュワン鞘
1本の突起の周りをシュワン細胞の細胞膜が何層にも取り巻いて髄鞘を形成し、細胞質も包んで神経線維鞘（シュワン鞘）をつくる。1個のシュワン細胞が数本の軸索を包むこともある。

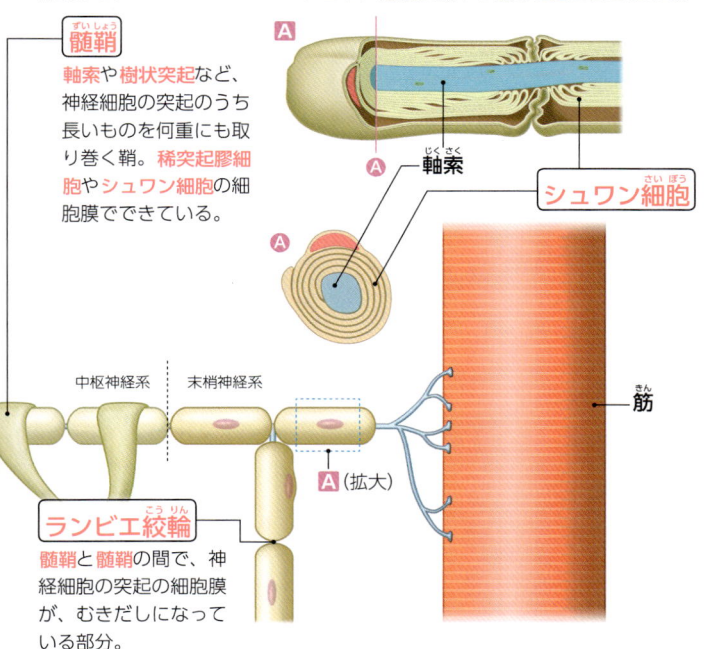

髄鞘
軸索や樹状突起など、神経細胞の突起のうち長いものを何重にも取り巻く鞘。稀突起膠細胞やシュワン細胞の細胞膜でできている。

軸索

シュワン細胞

中枢神経系　末梢神経系

筋

A（拡大）

ランビエ絞輪
髄鞘と髄鞘の間で、神経細胞の突起の細胞膜が、むきだしになっている部分。

📖 セロトニン
神経伝達物質の1つ、セロトニンがうつ病の治療に注目されている。シナプスから放出され、役目を終えたセロトニンは、再吸収される。しかし、ある種の薬で再吸収を邪魔してシナプスでのセロトニン量を増やすと、抑うつ状態が軽減することがある。神経細胞間の刺激の伝わり方が改善されるからではないかと考えられている。

神経系

末梢神経の神経線維束

末梢神経の神経線維は、3層構造をしているため、強く、弾力性がある。複数の神経線維の束が神経周膜で束ねられ、さらに神経上膜でまとまっている。

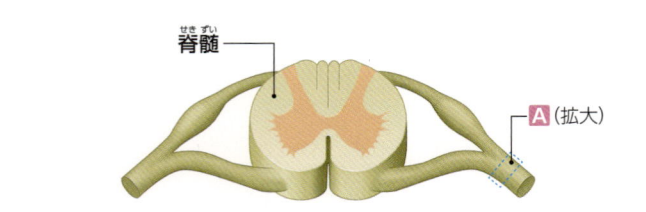

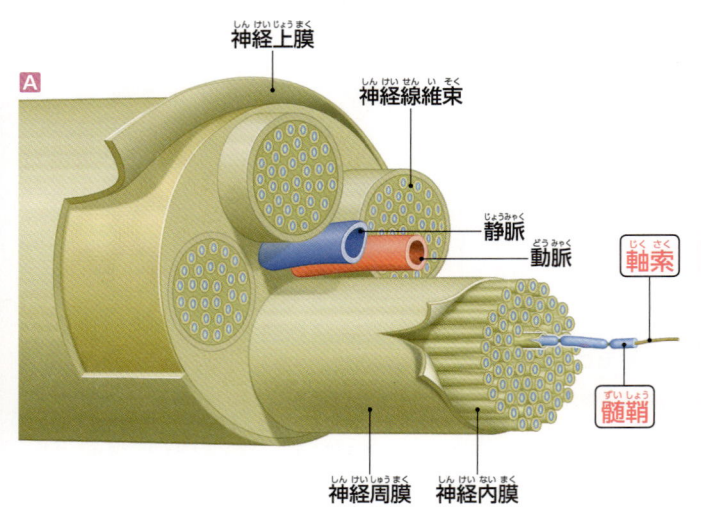

脊髄

A (拡大)

A

神経上膜

神経線維束

静脈

動脈

軸索

髄鞘

神経周膜　神経内膜

第11章
感覚器系

感覚器系

眼球の構造

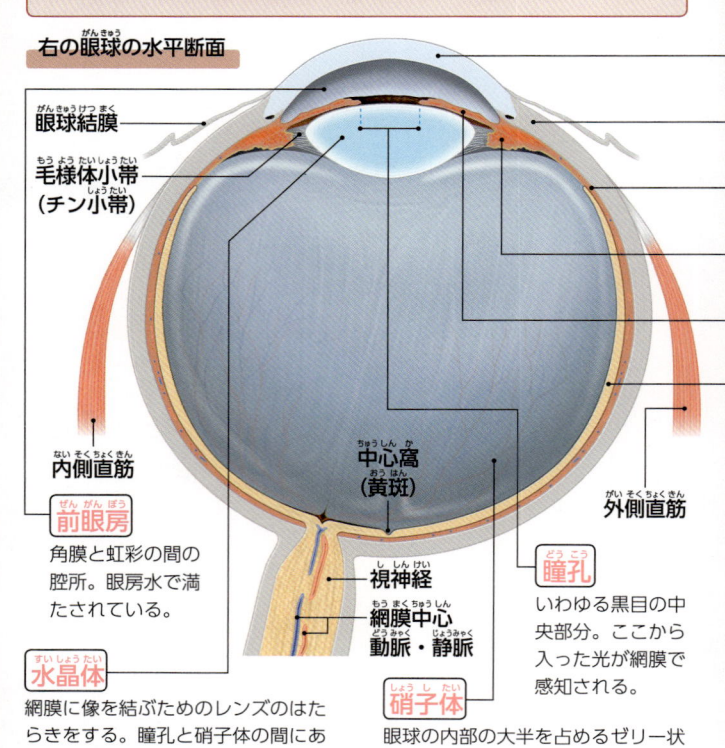

眼球内部にはゼリー状の硝子体をはじめ、水晶体、眼房などがあり、それを強膜や脈絡膜、網膜などの膜が包んでいる。

右の眼球の水平断面

- 眼球結膜
- 毛様体小帯（チン小帯）
- 内側直筋
- 中心窩（黄斑）
- 視神経
- 網膜中心動脈・静脈
- 外側直筋

前眼房
角膜と虹彩の間の腔所。眼房水で満たされている。

水晶体
網膜に像を結ぶためのレンズのはたらきをする。瞳孔と硝子体の間にあり、直径9〜10mm、厚さ4mmほど。

瞳孔
いわゆる黒目の中央部分。ここから入った光が網膜で感知される。

硝子体
眼球の内部の大半を占めるゼリー状の物質。ほとんどが水分。

レーシック

近眼の手術治療の1つ、レーシックは、角膜の表面を薄くめくって、下の層にレーザー光を照射して少し削ってから、表面を元に戻す方法だ。角膜が薄くなり、屈折率が変わることで遠くのものも見やすくなる。

眼球壁を構成する組織

- **角膜**：眼球壁の最前部。透明。
- **強膜**：眼球壁の後方。いわゆる白目の部分。

→ **眼球線維膜（外膜）**
眼球壁の最外層。強靭な結合組織からできている。

- **脈絡膜**：血管と色素細胞に富み、赤黒い。
- **毛様体**：水晶体の厚みを変える平滑筋がある。眼房水を産生。
- **虹彩**：薄い円盤状の膜。いわゆる黒目の茶色っぽい部分。

→ **眼球血管膜（ブドウ膜）**
血管の豊富な中間層。

- **網膜**：眼球壁の最内部。視細胞などの層があり、光を感知する。 → **眼球内膜**

眼房部の拡大図

※矢印は眼房水の流れ。

眼房は虹彩を境に、前眼房と後眼房に分かれる。眼房水は眼房に含まれる液体。眼房水は毛様体から分泌され、角膜と虹彩の角の部分から吸収され、強膜静脈洞に流入する。

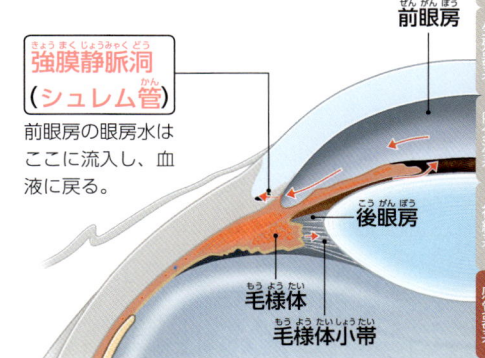

強膜静脈洞（シュレム管）
前眼房の眼房水はここに流入し、血液に戻る。

前眼房
後眼房
毛様体
毛様体小帯

感覚器系

ものが見えるしくみ

網膜には色を識別する錐体と弱い光を感知する杆体がある。視細胞の情報は視神経を通って視交叉を経て、大脳に伝えられる。

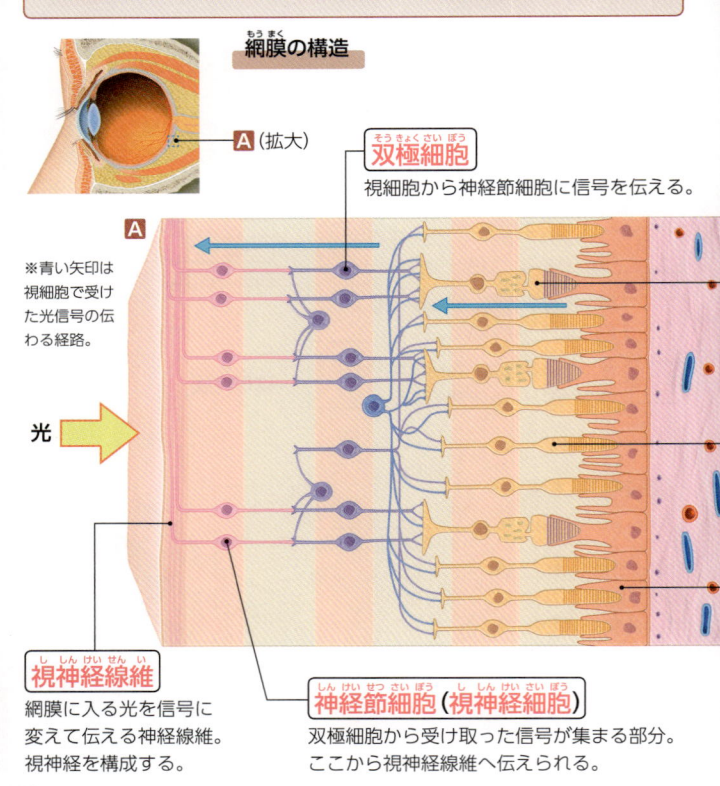

網膜の構造

Ⓐ（拡大）

双極細胞
視細胞から神経節細胞に信号を伝える。

※青い矢印は視細胞で受けた光信号の伝わる経路。

光 ⇨

視神経線維
網膜に入る光を信号に変えて伝える神経線維。視神経を構成する。

神経節細胞（視神経細胞）
双極細胞から受け取った信号が集まる部分。ここから視神経線維へ伝えられる。

218

視覚伝導路 [脳を真上から見た図]

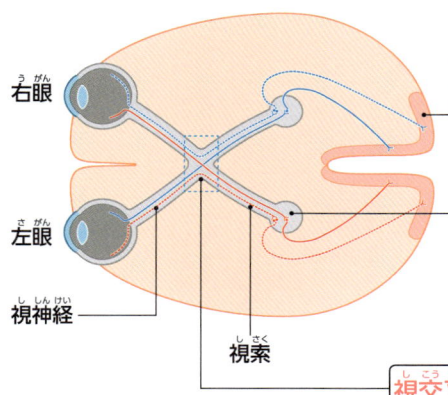

右眼

左眼

視神経

視索

一次視覚野
大脳(▶p.198)の後端にある。大脳に視覚情報が入る入り口。

外側膝状体
視床(▶p.196)の後端にある。視索の末端で、視覚情報を大脳に連絡する。

視交叉
視神経が交叉するところ。交叉は半分だけで、片方の眼球から入った情報が、左右の一次視覚野の両方に伝えられる。

錐体
円錐状。異なる波長の色を感じる3種類があり、色を区別できる。明所ではたらく。

視細胞

杆体
円柱状。暗いところでも光を感じることができるが、色の区別はできない。

色素上皮細胞
血液から視細胞へと栄養を供給して正常に機能させる。

> 📖 **錐体と杆体の分布**
>
> 錐体と杆体の分布は均一ではない。錐体は網膜の中心窩(▶p.216)に集中し、杆体はその周辺に多い。ものを注視すると、中心窩に像がはっきり結ばれ、色もわかるが、これは明所に限られる。例えば夜空の星などは、注視しないで視野の周辺で見ると、わずかな光を感知できる杆体がはたらくため、色はわからないものの、よく見える。

感覚器系

眼球付属器

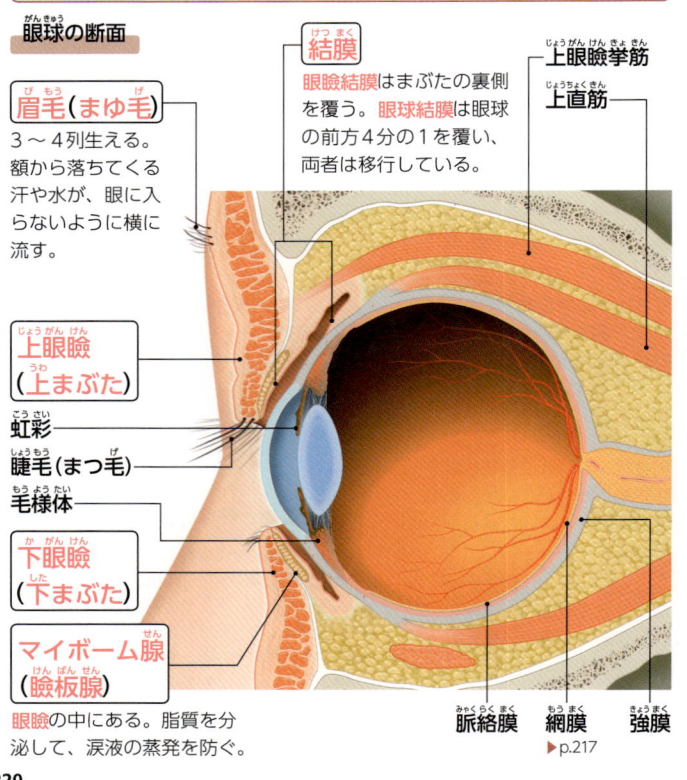

眼球の表面は、乾燥しないようにつねに涙が流れている。6本の筋肉が眼球を細かく動かし、視線を上下左右に向ける。

眼球の断面

眉毛（まゆ毛）
3〜4列生える。額から落ちてくる汗や水が、眼に入らないように横に流す。

結膜
眼瞼結膜はまぶたの裏側を覆う。眼球結膜は眼球の前方4分の1を覆い、両者は移行している。

上眼瞼挙筋

上直筋

上眼瞼（上まぶた）

虹彩

睫毛（まつ毛）

毛様体

下眼瞼（下まぶた）

マイボーム腺（瞼板腺）
眼瞼の中にある。脂質を分泌して、涙液の蒸発を防ぐ。

脈絡膜　**網膜**　**強膜**
▶p.217

涙器

涙腺
涙液（涙）をつくる。**上眼瞼**の後ろの目尻側にある。

涙小管
涙点から涙嚢へつながる管。長さ1cm程度。

涙嚢

涙点
上眼瞼と**下眼瞼**の目頭側にある。涙腺で分泌され、角膜の表面を流れてきた涙が排出される孔。

鼻涙管
涙嚢から鼻腔へと涙を流す管。

鼻腔

外眼筋［左眼］

上斜筋
滑車で向きを変えて眼球の上面についている。視線を下外側に向ける。

滑車

上直筋
眼球の上面につく。視線を上内側に向ける。

内側直筋
眼球の内側面につく。視線を内側に向ける。

上眼瞼挙筋
上眼瞼を持ち上げる筋肉。

外側直筋
眼球の外側面につく。視線を外側に向ける。

下斜筋
眼球が入っている眼窩の内側面につく。視線を上外側に向ける。

下直筋
眼球の下面につく。視線を下内側に向ける。

感覚器系

耳の構造

耳の構造は、外耳、中耳、内耳と分かれる。中耳は鼓膜の内側で、3つの耳小骨があり、音を内耳に伝える。内耳には蝸牛がある。

外耳・中耳・内耳

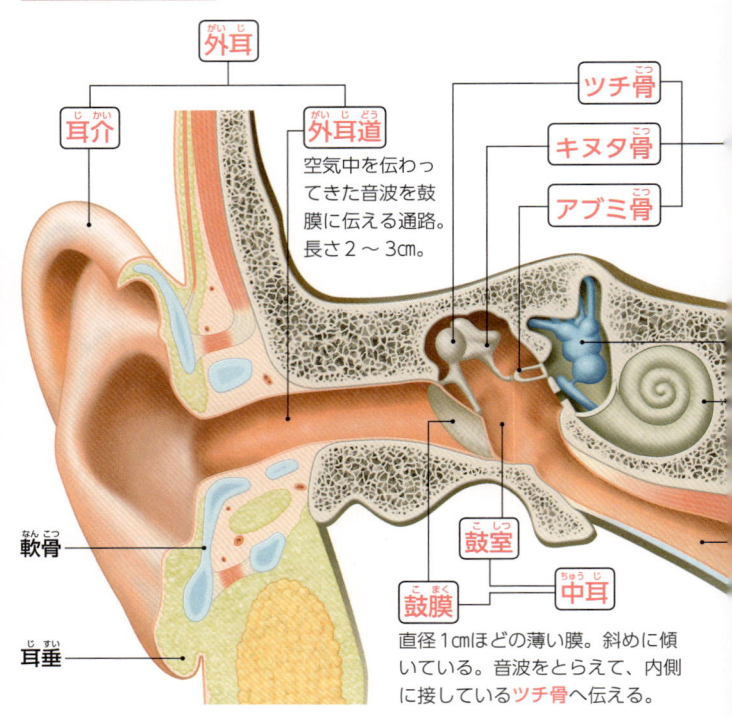

外耳

耳介

外耳道
空気中を伝わってきた音波を鼓膜に伝える通路。長さ2～3cm。

ツチ骨

キヌタ骨

アブミ骨

軟骨

耳垂

鼓膜
直径1cmほどの薄い膜。斜めに傾いている。音波をとらえて、内側に接しているツチ骨へ伝える。

鼓室

中耳

内耳の構造

後半規管

外側半規管

前半規管

三半規管 ▶p.225
3つの半規管の総称。互いに垂直になるように配置され、回転運動の向きを感知する。

アブミ骨

耳小骨
鼓膜の振動を内耳に効率よく伝える。

前庭

内耳

蝸牛
2巻半のラセン状の管。内部はリンパ液で満たされている。

蝸牛管
蝸牛の中で前庭階と鼓室階に挟まれた部分で、コルチ器(▶p.224)がある。内部は、内リンパ液で満たされる。

耳管
鼓室から咽頭に通じる4cmほどの通路。鼓室内の気圧を調節する。

蝸牛窓

鼓室階
音の振動は蝸牛の頂点から、ここを通って下行する。

前庭階
音の振動はアブミ骨の底から、ここを通って上行する。

総論 / 骨格・関節系 / 筋系 / 循環器・リンパ系 / 呼吸器系 / 消化器系 / 泌尿器系 / 生殖器系 / 内分泌系 / 神経系 / 感覚器系

223

感覚器系

聴覚と平衡感覚

音の振動は蝸牛を上下し、コルチ器から脳に伝わる。半規管と前庭の内部にはクプラと耳石があり、からだの回転と傾きを感知する。

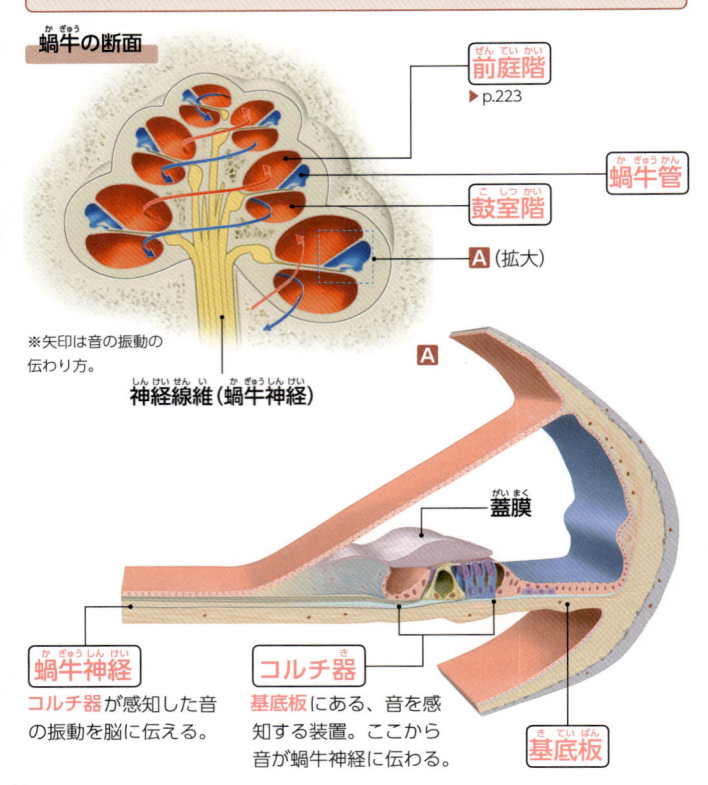

蝸牛の断面

前庭階
▶p.223

蝸牛管

鼓室階

A（拡大）

※矢印は音の振動の伝わり方。

神経線維（蝸牛神経）

A

蓋膜

蝸牛神経
コルチ器が感知した音の振動を脳に伝える。

コルチ器
基底板にある、音を感知する装置。ここから音が蝸牛神経に伝わる。

基底板

前庭の内部

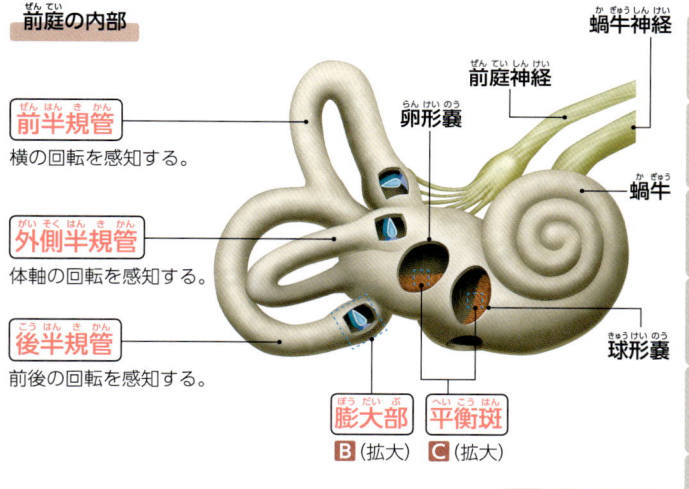

前半規管
横の回転を感知する。

外側半規管
体軸の回転を感知する。

後半規管
前後の回転を感知する。

蝸牛神経
前庭神経
卵形嚢
蝸牛
球形嚢

膨大部 B（拡大）
平衡斑 C（拡大）

膨大部 B

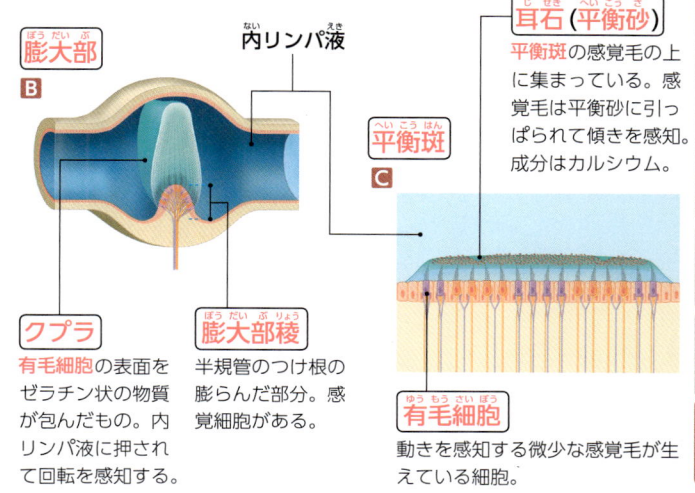

内リンパ液

クプラ
有毛細胞の表面をゼラチン状の物質が包んだもの。内リンパ液に押されて回転を感知する。

膨大部稜
半規管のつけ根の膨らんだ部分。感覚細胞がある。

平衡斑 C

耳石（平衡砂）
平衡斑の感覚毛の上に集まっている。感覚毛は平衡砂に引っぱられて傾きを感知。成分はカルシウム。

有毛細胞
動きを感知する微少な感覚毛が生えている細胞。

感覚器系

味覚器と嗅覚器

味は舌の表面に分布する味蕾の中の味細胞に、においは鼻腔の天井にある嗅細胞に、それぞれ感知されて、脳に伝えられる。

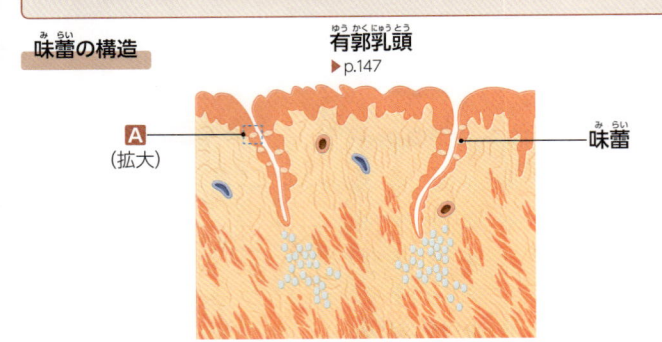

味蕾の構造

有郭乳頭
▶p.147

A（拡大）

味蕾

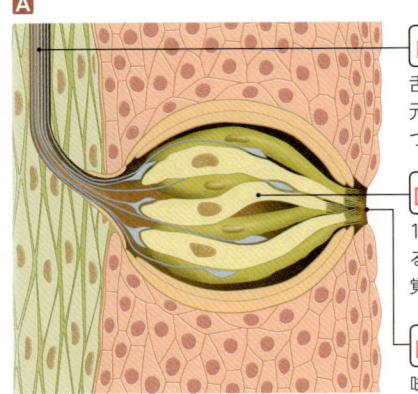

A

味覚神経
舌の前部のものは顔面神経、根元のものは舌咽神経(▶p.205)につながり、味覚を脳に伝える。

味細胞
1個の味蕾に30〜80個ほどある。先端に生えている味毛が味覚を感じる。

味孔
味蕾の先端に開いた孔。

嗅覚刺激の伝わり方

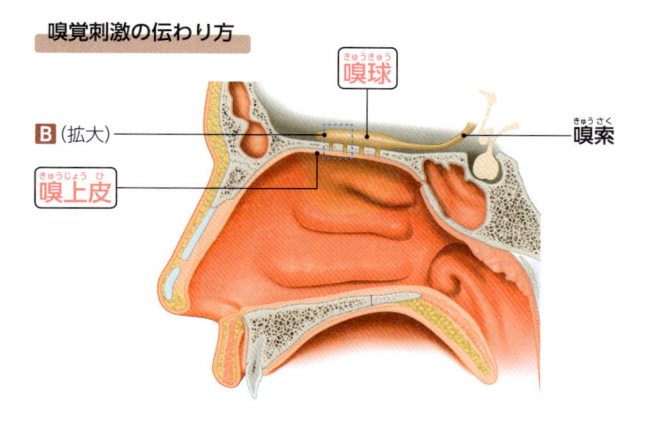

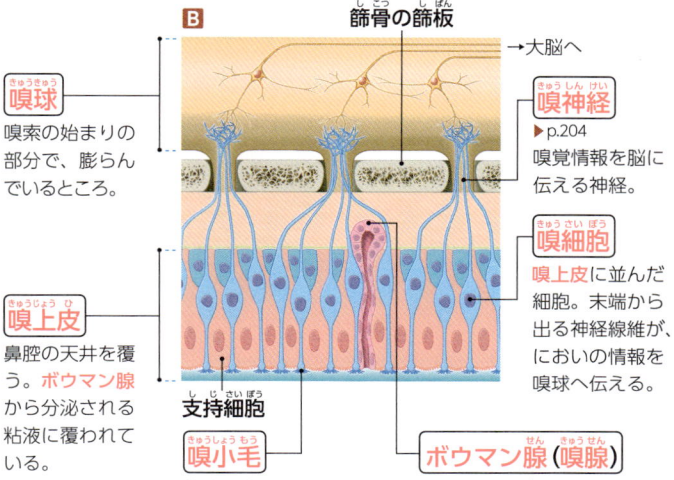

嗅球
B（拡大）
嗅索
嗅上皮

B

篩骨の篩板
→大脳へ

嗅球
嗅索の始まりの部分で、膨らんでいるところ。

嗅神経
▶p.204
嗅覚情報を脳に伝える神経。

嗅上皮
鼻腔の天井を覆う。ボウマン腺から分泌される粘液に覆われている。

嗅細胞
嗅上皮に並んだ細胞。末端から出る神経線維が、においの情報を嗅球へ伝える。

支持細胞

嗅小毛
粘液に溶けたにおい物質が結合して、においとして感知される。

ボウマン腺（嗅腺）
におい物質が溶け込む粘液を分泌する。

感覚器系

皮膚

皮膚は表皮、真皮、皮下組織からなる。からだを保護するだけではなく、痛覚や温覚などの感知や体温調節などのはたらきもある。

皮膚の構造と付属器

表皮
皮膚の最も表層の組織。最下層で新しい細胞がつくられ、表面に移動する。

真皮
コラーゲンなどの結合組織でできている。毛細血管が血管叢をつくっている。

皮下組織
皮膚の最下層。血管叢がある。

皮下脂肪
皮下組織の中で、特に脂肪組織が発達した部分。

毛包
毛根を鞘状に包んでいるもの。

立毛筋
毛包の中ごろから真皮の乳頭へ続く筋肉。収縮すると毛が逆立ち、鳥肌になる。

■皮膚の機能

からだを保護	角質化した表皮がからだを保護する。足底のように絶えず力が加わる部位の皮膚は厚い。
感覚器官	感覚受容器が分布し、痛覚・温覚・触覚を感知する。
体温調節	血管乳頭内の毛細血管の血流を増減することで、体温を調節する。汗腺から汗を出すことで、気化熱によって体表の温度を下げる。

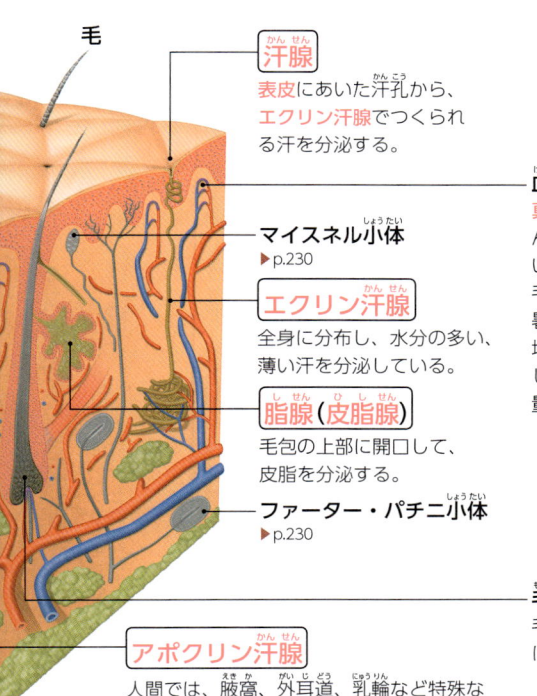

毛

汗腺
表皮にあいた汗孔から、エクリン汗腺でつくられる汗を分泌する。

マイスネル小体
▶p.230

エクリン汗腺
全身に分布し、水分の多い、薄い汗を分泌している。

脂腺（皮脂腺）
毛包の上部に開口して、皮脂を分泌する。

ファーター・パチニ小体
▶p.230

血管乳頭
真皮が表皮に入り込んだ部分を乳頭といい、そのうち網状の毛細血管があるもの。暑いときは血液量を増やして体熱を放散し、寒いときは血液量を減らす。

毛根
毛のうち、皮膚の中に収まっている部分。

アポクリン汗腺
人間では、腋窩、外耳道、乳輪など特殊な部位にのみあり、毛包に開口している。たんぱく質、糖、脂質などを含んだ粘りけのある汗を分泌する。

感覚器系

皮膚感覚器

皮膚感覚器のうち、メルケル小体と自由神経終末は神経の末端が露出し、そのほかは知覚神経の末端が特殊な細胞で囲まれている。

メルケル小体
触覚を感じる。知覚神経の末端が円盤状に広がり、表皮の中の触覚細胞に接している。無毛部にも分布する。

マイスネル小体
長さ0.1mmほどの楕円体。触覚を感じる。

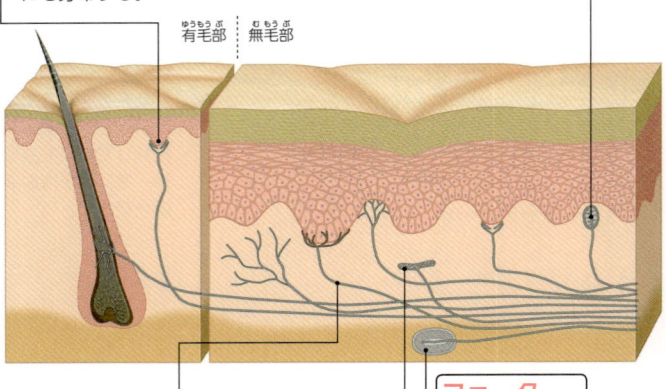

有毛部 ｜ 無毛部

自由神経終末
神経の末端が露出して終わっているもの。触覚、温覚、痛覚を感じる。有毛部にも分布する。

ルフィニ小体
紡錘形をしていて、長いものは3mm近くある。皮膚が引っ張られることによる緊張を感知する。有毛部にも分布する。

ファーター・パチニ小体
0.5〜4mmの楕円体で、断面はタマネギの横断面のように見える。からだの深部の圧覚や振動を感知する。有毛部にも分布する。

巻末資料

解剖用語でよく使われる漢字と意味

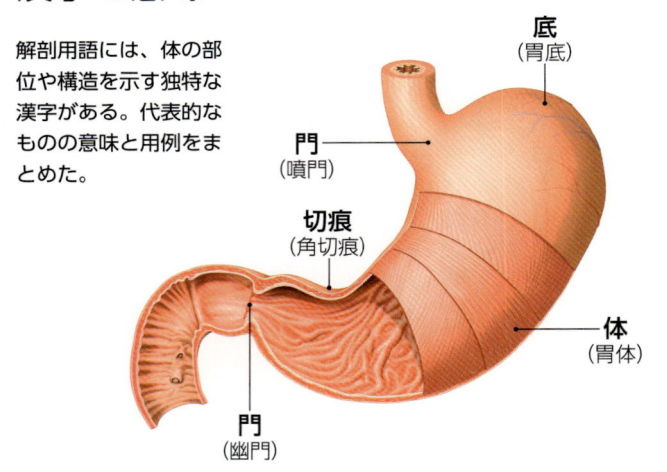

解剖用語には、体の部位や構造を示す独特な漢字がある。代表的なものの意味と用例をまとめた。

底 (胃底)
門 (噴門)
切痕 (角切痕)
体 (胃体)
門 (幽門)

■器官を区切ってそれぞれの部分を示す漢字

体	たい	器官において、主要となる本体部分を指す。胃体(▶p.153)、子宮体(▶p.178)など。
底	てい	器官において、太くなっている端を指す。下方にあるとは限らない。胃底(▶p.153)、肺底(▶p.136)など。
頭	とう	器官において、丸まった端を指す。膵頭(▶p.164)など。または、筋の近位端(体幹部に近い側)を指す。大腿四頭筋(▶p.87)など。
頸	けい	器官の端のほうで、頸(くび)のように細くなった部分を指す。子宮頸部(▶p.179)など。
尖	せん	器官の端のほうで、細く、尖ったようになっている部分を指す。肺尖(▶p.136)、舌尖(▶p.146)など。
門	もん	ある器官において、別の器官が入ってくる、入り口の部分を指す。噴門(▶p.153)、腎門(▶p.170)など。
葉	よう	1つの器官を肉眼で見たとき、明らかな区分けがわかる場合、その1つ1つを指す。前上葉区(▶p.137)、左葉(▶p.161)など。

尖 (肺尖)

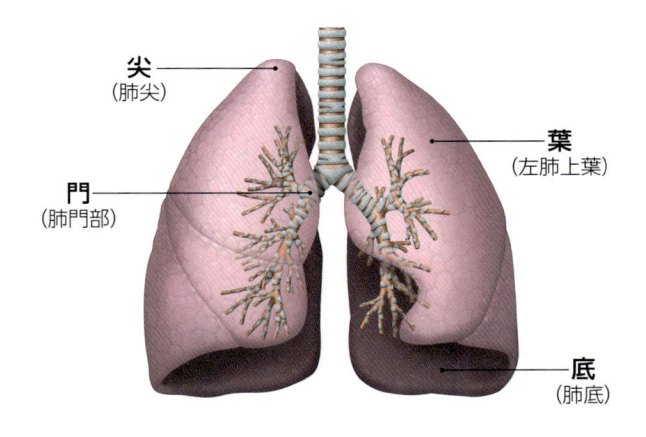

葉 (左肺上葉)

門 (肺門部)

底 (肺底)

■器官の一部の特徴を示す漢字

突起	とっき	器官や細胞において、突き出している構造。棘突起(▶p.49)、樹状突起(▶p.212)など。
棘	きょく	器官において、とがって突き出している構造。棘突起(▶p.49)、肩甲棘(▶p.77)など。
顆	か	器官の一部がこぶ状に盛り上がっている部分。後頭顆(▶p.46)、外側顆(▶p.57)など。
結節	けっせつ	器官の表面がこぶ状に盛り上がった部分。房室結節(▶p.104)など。
切痕	せっこん	器官において、切れ込んだ部分。角切痕(▶p.153)など。
弓	きゅう	器官がつくる弓状の構造のこと。肋骨弓(▶p.51)、大動脈弓(▶p.98)など。
梁	りょう	器官と器官を、柱や梁(はり)のような形状で結んでいる構造。脳梁(▶p.197)など。
索	さく	じょうぶなひものように細長くなっている器官や構造。腱索(▶p.98)、固有卵巣索(▶p.178)など。
垂	すい	ぶら下がった状態にある器官や器官の一部。虫垂(▶p.125)、口蓋垂(▶p.144)など。
斑	はん	器官の一部で、色や様子がまわりと違っている部分。黄斑(▶p.216)、平衡斑(▶p.225)など。

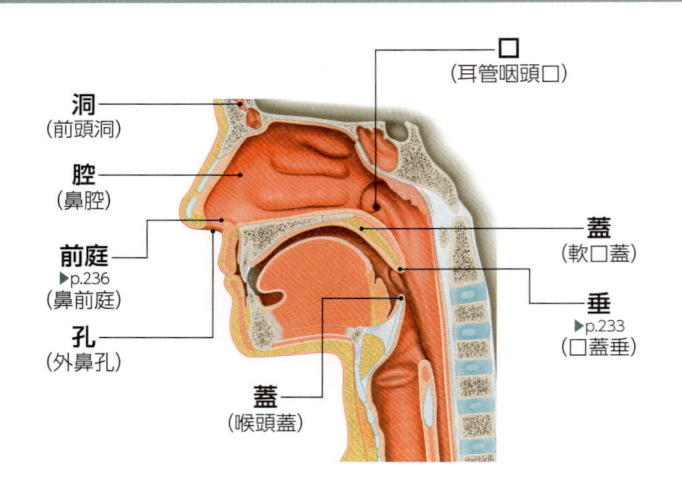

図中ラベル:
- 洞（前頭洞）
- 腔（鼻腔）
- 前庭 ▶p.236（鼻前庭）
- 孔（外鼻孔）
- 蓋（喉頭蓋）
- 口（耳管咽頭口）
- 蓋（軟口蓋）
- 垂 ▶p.233（口蓋垂）

■器官内部の空間と壁を示す漢字

腔	くう	人体や器官の内部にある、あるいは内部のものを取り除いたあとにできる空間のこと。頭蓋腔(▶p.44)、胸腔(▶p.128)など。
洞	どう	人体や器官の内部にある、くぼみやすきまの広くなった部位のこと。硬膜静脈洞(▶p.116)、上顎洞(▶p.131)など。
窩	か	器官の表面のくぼみになっている部分。眼窩(▶p.131)、胃小窩(p.152)など。
蓋	がい	人体や器官の内部にある空間の天井にかぶさる、蓋(ふた)のような構造のもの。脳頭蓋(▶p.44)、硬口蓋(▶p.144)など。
口	こう	人体や器官の内部の空間に向かう入り口。耳管咽頭口(▶p.130)など。または、人体の外部へ開いている口。外尿道口(▶p.169)など。
孔	こう	器官などの表面から内部に向かって開いている孔(あな)。味孔(▶p.226)など。または、貫通している孔。椎孔(▶p.49)など。
嚢	のう	膜で包まれて袋のようになっているもの。肺胞嚢(▶p.138)、胆嚢(▶p.161)など。
包	ほう	人体の内部にある空間や器官を包むもの。関節包(▶p.59)、毛包(▶p.228)など。
鞘	しょう	ひも状の器官を包み込むもの。腹直筋鞘(▶p.75)、髄鞘(▶p.213)など。

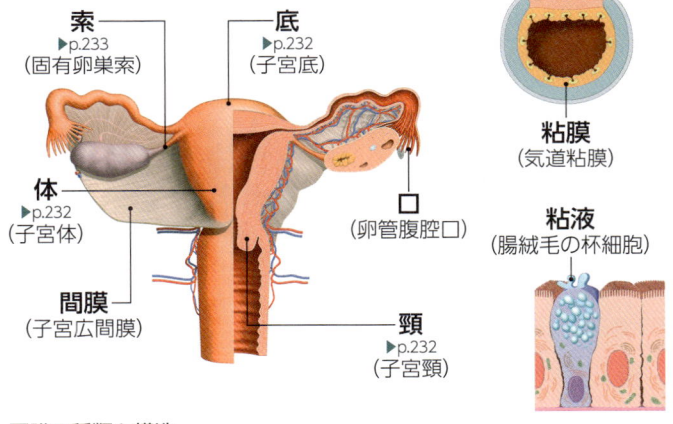

- 索 ▶p.233 （固有卵巣索）
- 底 ▶p.232 （子宮底）
- 体 ▶p.232 （子宮体）
- 間膜 （子宮広間膜）
- 口 （卵管腹腔口）
- 頸 ▶p.232 （子宮頸）
- 粘膜 （気道粘膜）
- 粘液 （腸絨毛の杯細胞）

■膜の種類と構造

粘膜	ねんまく	器官の内壁をつくる、表面が粘液で覆われた膜。食道（▶p.150）、胃（▶p.152）などにある。
漿膜	しょうまく	胸腔や腹腔にある器官の露出した表面を包む膜。漿液に覆われている。胸膜、心膜など（▶p.140）。
腹膜	ふくまく	腹部にある器官を包む漿膜。臓器を覆う臓側腹膜と、腹壁を覆う壁側腹膜がある（▶p.166）。
間膜	かんまく	器官と体壁あるいは器官どうしの間をつなぐカーテン状の膜。腸間膜（▶p.156）、子宮広間膜（▶p.178）など。
心膜	しんまく	心臓を入れる袋の内面と心臓の表面を包む漿膜（▶p.140）。大血管を包む心間膜で互いに移行している。
髄膜	ずいまく	頭蓋腔と脊柱管の内側にあり、脳と脊髄を包む膜（▶p.195）。

■液の種類

粘液	ねんえき	器官から分泌される、ねばねばした液の総称。唾液腺（▶p.145）から分泌される唾液（粘液）など。
漿液	しょうえき	器官から分泌される、さらさらした液の総称。
滑液	かつえき	滑膜から分泌され、関節内部の空間である関節腔（▶p.58）を満たす、ねばっとした液。

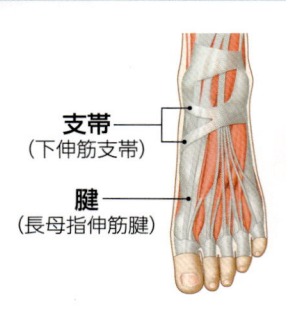

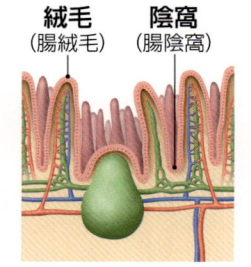

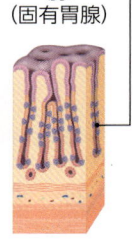

絨毛（腸絨毛）　陰窩（腸陰窩）　腺（固有胃腺）

支帯（下伸筋支帯）
腱（長母指伸筋腱）

■運動器の構造

腱	けん	筋の端を骨格につなぐ、じょうぶな組織。下腿三頭筋を踵骨につなぐ踵骨腱(▶p.88)など。
靱帯	じんたい	関節を補強したり、器官どうしをつなぎとめたりする帯状の組織。前十字靱帯(▶p.59)、鼡径靱帯(▶p.74)など。
支帯	したい	靱帯の一種。腱を覆って、安定させる、じょうぶな組織。足に向かう伸筋の腱を支える上伸筋支帯(▶p.90)など。
筋膜	きんまく	筋の表面を覆う膜。胸腰筋膜(▶p.76)など。
滑車	かっしゃ	腱を引っかけて向きを変える、円筒状あるいは、輪状の構造。上斜筋の滑車(▶p.221)など。

■そのほかの構造

前庭	ぜんてい	器官の本体部分の手前の部分を指す。鼻前庭(▶p.130)、口腔前庭(▶p.144)など。
絨毛	じゅうもう	器官や細胞の表面から突き出した、多数の細かい指のような構造。腸絨毛(▶p.154)、微絨毛(▶p.157)など。
腺	せん	消化液や唾液、ホルモンなど何らかの物質を分泌する器官。固有胃腺(▶p.152)、甲状腺(▶p.186)など。
陰窩	いんか	器官の表面が内部に落ち込んでできる、多数の細かいくぼみ。腸陰窩(▶p.157)など。
狭窄	きょうさく	器官が正常の状態より細くなり、正常な働きができない場合に使うが、器官が細くなっている部分を指す場合もある。食道の狭窄部(▶p.151)など。
乳頭	にゅうとう	器官の表面や内面で、山のような形に突出している構造。有郭乳頭(▶p.147)、大十二指腸乳頭(▶p.154)など。

さくいん

さくいん

あ

アキレス腱	88, 91
アクチン	93
足	27, 29
足の骨	43, 56
アドレナリン	188
アブミ骨	222, 223
アポクリン汗腺	229
アミラーゼ	165
アルドステロン	188
α細胞	189
鞍関節	40, 42

い

胃	143, 152, 166, 185
胃圧痕	160
胃液	152
胃間膜	166
胃小窩	152
胃腺	152
胃体	153
一次運動野	201
一次視覚野	219
一次卵胞	179
胃底	153
胃粘膜	152
陰核	176
陰茎	180
陰茎海綿体	180
陰茎脚	180
インスリン	165, 189
咽頭	129, 130, 132, 143, 150
咽頭後面	186
咽頭扁桃	125, 133
陰嚢	181

う

ウィリス動脈輪	114
ウェルニッケ野	201
右縁枝	100
右外縁枝	100
右冠状動脈	101, 103

右脚	104
右屈	32, 33
烏口突起	53
烏口腕筋	81
右主気管支	135
羽状筋	64
右心室	97, 98, 100, 119
右心房	97, 98, 100, 119
右旋	32, 33
右肺	128
右肺下葉	136, 140
右肺静脈	99, 101
右肺上葉	136, 140
右肺中葉	136, 140
右肺動脈	99
右半月弁	103
右房室弁	98, 102, 103
右葉	160
上まぶた	220
運動神経	192, 194
運動性言語中枢	201
運動前野	201

え

永久歯	148

会陰	176
A細胞	189
腋窩	27
腋窩静脈	112
腋窩動脈	110
腋窩リンパ節	123
エクリン汗腺	229
S状結腸	159
S状静脈洞	116
エストロゲン	185, 190
エナメル質	148
エブネル腺（エブネル腺）	147
MP関節	37
エラ	69
エリスロポイエチン	184
遠位	31
遠位指節間関節	37, 52
遠位尿細管	174
円回内筋	80
延髄	197

お

横隔膜	73, 128, 129, 151, 166
横行結腸	159
横細管	93

横静脈洞	116
黄体	179, 190
黄体化ホルモン	187
黄体ホルモン	179, 187, 190
横突間筋	78, 79
横突起	49
横突棘筋	79
横突孔	49
黄斑	216
横紋筋	94
オキシトシン	187
オトガイ筋	67
オトガイ孔	45
オトガイ舌筋	71
オトガイ舌骨筋	70, 71
オトガイ部	26
親知らず	149

か

外陰部	176
外果	57, 90
回外	36
回外筋	83
外眼筋	221
外環状層板	61
外頸静脈	117
外頸動脈	114, 115
外後頭隆起	29
外肛門括約筋	158
介在層板	61
介在板	94
外耳	222
外耳孔	45
外耳道	222
外旋	35, 38, 39
回旋筋	79
外旋筋群	88
回旋枝	100, 103
外側	31
外側腋窩隙	83
外側顆	57
外側筋群	78
外側頸三角部	26, 28
外側楔状骨	56
外側溝	200, 201
外側広筋	87
外側膝状体	219
外側足底動脈	111
外側側副靭帯	59
外側中葉区	137
外側直筋	216, 221
外側頭直筋	71

外側肺底区	137	下顎縁枝	207
外側半規管	223, 225	下顎後静脈	117
外側半月	59	下顎骨	44, 69
外側壁	74	下顎神経	204, 206
外側翼突筋	69	下眼瞼	220
回腸	156, 159	下眼静脈	117
外腸骨静脈	109, 113	下関節突起	49
外腸骨動脈	111	下気道	128
外転	35, 37, 38	蝸牛	223, 224, 225
外転神経	204	蝸牛管	223, 224
回内	36	蝸牛神経	205, 224, 225
外尿道括約筋	169	蝸牛窓	223
外尿道口	169, 176, 180	下狭窄部	151
海馬	198, 199	核	93
灰白質	195, 201	顎下神経節	211
外鼻孔	130	顎下腺	143, 145
外腹斜筋	64, 72, 74, 75, 77	顎下リンパ節	122
外閉鎖筋	86, 89	核周部	212
蓋膜	224	顎静脈	117
外膜（眼球）	217	顎舌骨筋	70, 71
外膜（気管）	134	角切痕	153
外膜（血管）	120	顎動脈	115
外膜（食道）	151	顎二腹筋	70, 71
海綿質	61	角膜	217
海綿静脈洞	116	下後鋸筋	77
回盲口	159	下行結腸	159
外肋骨筋	73	下行大動脈	97, 106, 107

下肢	27, 29
下肢骨	56
下矢状静脈洞	116
下肢帯	54, 88
下斜筋	221
下唇	145
下唇下制筋	66
下伸筋支帯	90, 91
下深頸リンパ節	122
下垂体	185, 196
下錐体静脈洞	116
ガストリン	185
下舌区	137
下腿	27, 29
下腿三頭筋	88, 91
下大静脈	96, 97, 98, 99, 101, 109, 119, 160, 161, 163, 166, 168
肩関節	42, 53
下腸間膜静脈	108
下腸間膜神経節	210
下腸間膜動脈	106
下直筋	221
滑液	58
滑車	221
滑車神経	204
滑膜	58
下橈尺関節	42
下鼻甲介	44, 47, 130, 131
下鼻道	131
カルシトニン	186
肝円索	161
眼窩	131
眼窩下部	26
眼角静脈	117
感覚性言語中枢	201
眼角動脈	115
眼窩部	26
肝鎌状間膜	160
肝管	163
含気骨	62
眼球	216
眼球血管膜	217
眼球結膜	216
眼球線維膜	217
眼球内膜	217
眼球付属器	220
眼球壁	217
汗孔	229
寛骨	55, 57
寛骨臼	54, 57
肝細胞	162
肝細胞索	162
環指	52

冠状静脈洞	99, 101
冠状動脈	100
冠状縫合	45
肝静脈	109, 161, 163
肝小葉	162
眼神経	204, 206
関節	42, 58
関節窩	58
関節腔	58
関節頭	58
関節突起	45
関節軟骨	59
関節半月	59
関節包	58, 59
関節面	58
汗腺	229
肝臓	106, 119, 142, 160, 166
杆体	219
貫通管	61
眼動脈	115
間脳	193, 196
肝の三つ組	163
眼房水	217
間膜	166
顔面静脈	117
顔面神経	205, 207, 211
顔面頭蓋	44
顔面動脈	115
顔面表情筋	65, 66
肝門	108
肝門部	160
眼輪筋	66

き

気管	128, 133, 134, 135, 137, 150, 151, 186
気管筋	134
気管支	128, 134
気管支喘息	134
気管腺	134
気管軟骨	133, 134
気管分岐部	135, 151
基節骨	52, 56
基底板	224
亀頭	181
気道	128
気道粘膜	134
稀突起膠細胞	212
キヌタ骨	222
キモトリプシン	165
球関節	40, 42
嗅球	227

球形嚢	225	胸鎖乳突筋部	26, 28
嗅細胞	204, 227	胸神経	193, 194
嗅索	227	胸心臓神経	210
弓状静脈	171, 173	胸髄	193, 210
弓状動脈	171, 173	胸腺	125, 185
嗅上皮	227	胸大動脈	97, 107, 151
嗅小毛	227	胸椎	49, 140
嗅神経	204, 227	頰部	26
嗅腺	227	胸部	27
橋	197	胸部（食道）	151
胸郭	50, 73	胸膜	140
胸管	122, 123	強膜	217, 220
頰筋	67	胸膜腔	140
頰筋枝	207	強膜静脈洞	217
胸腔	128, 136	胸腰筋膜	76
胸骨	43, 50, 51, 70, 73	鋸筋	64
頰骨	44	棘下筋	76, 82
胸骨角	50, 51	棘間筋	79
頰骨弓	45, 47	棘筋	79
胸骨甲状筋	71	棘上筋	83
頰骨枝	207	曲精細管	182, 190
胸骨舌骨筋	70, 71	棘突起	49
胸骨体	51	距骨	56
頰骨部	26	挙上	34
胸骨柄	51	距腿関節	39
胸鎖関節	43, 53	近位	31
胸鎖乳突筋	65, 70	近位指節間関節	37, 52

近位尿細管	174
筋原線維	93
筋細胞	93
筋周膜	92
筋線維	93
筋層	151, 156
筋層(胃)	152
筋束	92
筋頭	64
筋突起	45
筋内膜	93
筋肉	64
筋尾	64
筋皮神経	208
筋腹	64
筋膜	92
筋裂孔	86

く

区域気管支	137
空腸	155, 156
屈曲	32, 33, 34, 36, 37, 38, 39
屈筋群	80, 86, 88
屈筋支帯	80, 84, 91
クッパー細胞	162
クプラ	225
クモ膜	195, 203
クモ膜下腔	202
クモ膜顆粒	202
クモ膜小柱	203
グラーフ卵胞	179
グルカゴン	165, 189

け

毛	229
脛骨	43, 57, 59
脛骨神経	209
頸枝	207
茎状突起	46
頸静脈孔	46, 47, 116
頸神経	193
頸髄	193, 210
頸切痕	26
脛側	31
頸長筋	71
頸椎	49
頸動脈管	46
茎突舌骨筋	71
茎乳突孔	46

頸板状筋	78	原始卵胞	179
頸部	27, 29	腱中心	73
頸部(食道)	151	瞼板腺	220
頸部リンパ節	123	肩峰	27, 29, 53
頸リンパ本幹	123		
血管	120		
血管極	174		
血管乳頭	229		

こ

血漿	121	好塩基球	121
月状骨	52	口蓋骨	44, 47
血小板	121	口蓋垂	132, 133, 144, 145
結腸	158, 159	後外側溝	194
結腸圧痕	160	口蓋扁桃	125, 133, 144, 145, 146
結腸ヒモ	159		
結腸膨起	159	口角下制筋	66
結膜	220	口角挙筋	67
腱	64, 84, 90	後下行枝	101
腱画	64	交感神経	104, 192, 211
肩甲下筋	81	交感神経幹	194, 210
肩甲挙筋	77	交感神経節	195
肩甲棘	77	後眼房	217
肩甲骨	43, 53	口峡	144
肩甲舌骨筋	71	咬筋	69
肩鎖関節	53	口腔	143, 144
腱索	98	口腔前庭	144
犬歯	149	後屈	32, 33
剣状突起	27, 51	広頸筋	68

後脛骨筋	88, 89, 91
後脛骨筋腱	91
後脛骨静脈	113
後脛骨動脈	107, 111
後頸部	26, 28
硬口蓋	144, 145
後交通動脈	114
後根	194, 195
虹彩	217, 220
好酸球	121
後枝	195
後耳介筋	68
後耳介神経	207
後耳介動脈	115
後室間枝	101
後斜角筋	71
後十字靱帯	59
甲状舌骨筋	71
甲状腺	184, 186
甲状腺刺激ホルモン	187
甲状腺ホルモン	187
鉤状突起	164
甲状軟骨	70, 132, 133, 135, 151, 186
後上葉区	137
後正中裂	194
後大脳動脈	114
好中球	121
喉頭	129, 132, 135
後頭顆	46
喉頭蓋	132, 133, 144, 146, 150
後頭筋	65, 68
後頭骨	44, 45, 46
後頭動脈	115
後頭部	28
後頭葉	200
後頭リンパ節	122
広背筋	65, 76, 82
後肺底区	137
後半規管	223, 225
後半月弁	103
口部	26
後壁	74, 134
後方挙上	34
硬膜	195, 203
硬膜静脈洞	116, 202, 203
肛門	143, 159, 176
肛門管	158
肛門挙筋	158
肛門柱	158
肛門洞	158
後葉	185, 187
抗利尿ホルモン	187
口輪筋	67

247

コールラウシュヒダ	158
股関節	38, 43, 54, 57
呼吸器系	128
呼吸細気管支	139
鼓索神経	207
鼓室	222
鼓室階	223, 224
骨格筋	65, 92, 94
骨幹	60
骨髄	125
骨層板	61
骨端	60
骨単位	61
骨端線	60
骨盤	43, 54
骨盤腔	142
骨盤内臓神経	211
骨膜	61
鼓膜	222
固有胃腺	152
固有肝動脈	106, 160, 161, 163
固有口腔	144
固有背筋	78, 79
固有卵巣索	178
コルチ器	223, 224
コルチゾール	188

さ

臍静脈	119, 161
細静脈	157
臍帯	118
最長筋	78, 79
左胃動脈	106
臍動脈	119
細動脈	157
細胞体	212
サイロキシン	186
杯細胞	157
左冠状動脈	100, 103
左脚	104
左屈	32, 33
鎖骨	43, 53, 70
坐骨	55
鎖骨下静脈	99, 109, 112, 117, 122, 124
鎖骨下動脈	107, 110, 115
鎖骨下リンパ本幹	123
坐骨神経	209
左心室	97, 98, 100, 104, 119
左心室後静脈	101
左腎臓	166
左心房	97, 98

左旋	32, 33
左肺	129
左肺下葉	136, 140
左肺静脈	99, 101, 119
左肺上葉	136, 140
左肺動脈	99, 119
左半月弁	103
左房室弁	99, 102, 103
左葉	161
三角筋	65, 76, 80, 82
三角骨	52
三叉神経	204, 206
三叉神経節	206
三尖弁	98, 102, 103
酸素	138
三半規管	223

し

耳介	222
耳介後リンパ節	122
耳下腺	143, 145
耳下腺咬筋部	26
耳下腺神経叢	207
耳下腺リンパ節	122
歯冠	148

耳管	130, 223
耳管咽頭口	130, 133
耳管扁桃	125
色素上皮細胞	219
子宮	118, 177, 178
子宮外膜	179
子宮筋層	179
子宮頸部	118, 179
子宮広間膜	177, 178
子宮静脈	178
糸球体	172, 173, 174
子宮体	178
子宮底	178
子宮動脈	178
子宮内膜	179
子宮壁	118
軸索	212, 213, 214
歯頸	148
刺激伝導系	104
視交叉	219
篩骨	44
指骨	52, 56
篩骨洞	131
歯根	148
歯根膜	148
視細胞	219
視索	219

示指	52	膝窩静脈	109, 113
支持細胞	227	膝窩動脈	107, 111
示指伸筋	83	膝窩リンパ節	123
視床	196, 198, 201	膝関節	39, 42
視床下部	104, 187, 196	シナプス	212
視床間橋	197	歯肉	145, 148
耳小骨	223	指背腱膜	85
糸状乳頭	147	篩板	130, 227
茸状乳頭	147	斜角筋	71
矢状面	30	斜角筋群	71
視神経	204, 216, 219	斜角筋隙	71
視神経細胞	218	尺骨	43, 52, 53
耳神経節	211	尺骨静脈	112
視神経線維	218	尺骨神経	208
歯髄	148	尺骨動脈	110
耳垂	222	尺側	31
耳石	225	尺側手根屈筋	80, 82
指節間関節	42, 52	尺側手根伸筋	82
脂腺	229	尺側皮静脈	112
歯槽骨	148	車軸関節	40, 42
舌	133, 144, 145, 146, 226	射精管	181
痔帯	158	斜線維	152, 153
下まぶた	220	尺屈	36
膝窩	29, 88	斜裂	136
膝蓋骨	43, 57	自由下肢	54
膝蓋靭帯	87	縦筋層	151, 152, 153, 156
膝窩筋	89	集合管	173

舟状骨	52, 56	上咽頭	133
自由上肢	52	漿液腺	147
自由神経終末	230	小円筋	83
十二指腸	142, 154, 165, 185	消化管	142, 151
十二指腸下行部	154	消化器系	142
十二指腸空腸曲	155	上顎骨	44, 47, 130
十二指腸上行部	155	上顎神経	204, 206
十二指腸上部	155	上顎神経節	210
十二指腸水平部	154	上顎洞	131
十二指腸腺	154	松果体	185, 197
皺眉筋	67	上-下葉区	137
終末細気管支	139	上眼瞼	220
主気管支	135, 137	上眼瞼挙筋	220, 221
手根管	84	上眼静脈	117
手根関節	36	上関節突起	49
手根骨	53	上気道	129
手根中手関節	42, 52	小胸筋	73, 81
主細胞	152	小頬骨筋	66
種子骨	62	上狭窄部	151
手掌	27, 29	笑筋	66
樹状突起	212	掌屈	36
主膵管	154, 165	小口蓋孔	46
手背	27, 29	上行結腸	158
シュレム管	217	上行大動脈	100, 107
シュワン細胞	213	踵骨	56
シュワン鞘	213	踵骨腱	88, 91
小陰唇	176	小鎖骨上窩	26, 28

251

小指	52
上肢	27, 29
上耳介筋	68
小指外転筋	84
小指球筋	84
上肢骨	52
上矢状静脈洞	116
小指伸筋	82, 85
小指伸筋腱	85
硝子体	216
上肢帯	52
小指対立筋	84
上斜筋	221
小十二指腸乳頭	154, 164
上唇	145
上唇挙筋	67
上伸筋支帯	90
上深頸リンパ節	122
小心臓静脈	101
上唇鼻翼挙筋	66
上錐体静脈洞	116
上舌区	137
上前腸骨棘	27, 55
掌側	31
掌側骨間筋	84, 85
上大静脈	96, 97, 98, 99, 101, 109, 119
小腸	143, 154, 156
上腸間膜静脈	108, 164
上腸間膜神経節	210
上腸間膜動脈	106, 164
小腸上皮細胞	157
上直筋	220, 221
小殿筋	89
小転子	54, 57, 86
小内臓神経	210
小脳	193, 197, 199, 202
小脳テント	116
上鼻甲介	130, 131
上皮小体	184, 186
上鼻道	131
小伏在静脈	109, 113
漿膜	140
漿膜性心膜	140
静脈	108, 112, 116, 120
静脈角	109, 122, 123, 124
静脈管	119
静脈系	96
静脈洞交会	116
睫毛	220
小葉間静脈	163, 173
小葉間胆管	163
小葉間動脈	163, 173
小菱形骨	52

用語	ページ
小弯	153
上腕	29
上腕筋	81
上腕骨	43, 53
上腕三頭筋	65, 82
上腕静脈	112
上腕深動脈	110
上腕動脈	110
上腕二頭筋	65, 80
食細胞	121
食道	129, 133, 140, 143, 150, 153
食道裂孔	73
鋤骨	44, 46
女性生殖器	176, 178
自律神経	192
自律神経系	210
腎圧痕	160
腎盂	171
心外膜	140
心筋	94, 104
伸筋群	82, 86, 88
伸筋支帯	85
神経系	192
神経細胞	212
神経周膜	214
神経上膜	214
神経節細胞	218
神経線維	214, 224
神経線維鞘	213
神経線維束	214
神経頭蓋	44
神経突起	212
神経内膜	214
深指屈筋	81, 85
深指屈筋腱	85
心室	105
心室中隔	104
腎小体	173, 174
深掌動脈弓	110
腎静脈	168, 171
腎髄質	170, 172, 173
心尖	100
心臓	96, 98, 100, 102, 184
腎臓	169, 170, 184, 188
心臓中枢	104
心臓壁	94
靭帯	58
腎柱	171
心底	101
伸展	32, 33, 34, 36, 37, 38, 39
心電図	105
腎洞	170

腎動脈	107, 168, 171
腎乳頭	170, 173
腎杯	171
腎盤	171
真皮	228
腎皮質	170, 172, 173, 174
心房	105
心房性ナトリウム利尿ペプチド	184
心膜	140
心膜腔	140
腎門	170
腎葉	170, 171

す

随意筋	94
膵液	165
髄核	48
髄腔	60
髄質	126, 188, 201
髄鞘	213, 214
水晶体	216
膵臓	143, 164, 166, 184, 189
膵体	165
錐体	219
錐体底	170
膵頭	164
膵島	165
膵尾	165
水平屈曲	35
水平伸展	35
水平面	30
水平裂	136
髄膜	195, 203

せ

精管	180, 182
精管膨大部	181
精子	182
成熟卵胞	179
星状神経節	210
生殖器官	190
性腺刺激ホルモン	185
精巣	181, 182, 184, 190
精巣上体	180, 181, 182
精巣小葉	182, 190
精巣中隔	182
精巣動脈	182
精巣網	182
精巣輸出管	182

精祖細胞	182
声帯	132
声帯筋	132
声帯靭帯	132
声帯ヒダ	132
正中神経	208
正中面	30
成長ホルモン	187
精嚢	181
性ホルモン	190
声門	132
脊髄	192, 193, 194, 197, 214
脊髄神経	194, 195
脊髄神経節	194
脊柱	43, 48
脊柱管	48
脊柱起立筋	73, 75, 78, 79, 166
セクレチン	185
舌咽神経	205, 211
舌下神経	205
舌下腺	143, 145
赤血球	121, 138
舌骨	44, 70, 144
舌骨下筋群	71
舌骨上筋群	71
舌骨舌筋	71
舌根	146

切歯孔	46, 47
舌診	147
舌尖	146
舌体	146
舌動脈	115
舌扁桃	125, 144, 146
舌盲孔	146
セメント質	148
セロトニン	213
線維包	59
線維輪	48
前外側溝	194
前下行枝	100, 103
前眼房	216, 217
前鋸筋	64, 72
前屈	32, 33
前脛骨筋	65, 87, 88, 91
前脛骨筋腱	91
前脛骨動脈	107, 111
前頸部	26
浅頸リンパ節	122
前交通動脈	114
仙骨	49, 55
仙骨神経	193
仙骨神経叢	209
前根	194, 195
前枝	195

前耳介筋	68
浅指屈筋	80, 85
浅指屈筋腱	85
前室間枝	100, 103
前斜角筋	71
前十字靭帯	59
線条体	198
前上葉区	137
仙髄	193, 211
前正中裂	194
前仙骨孔	49
浅側頭静脈	117
浅側頭動脈	115
前大脳動脈	114
仙腸関節	55
前庭	223, 225
前庭階	223, 224
前庭神経	205, 225
前庭ヒダ	132
前頭筋	67, 68
前頭骨	44
前頭直筋	71
前頭洞	131
前頭部	26
前頭面	30
前頭葉	200
前頭連合野	201
全脳死	196
前肺底区	137
前半規管	223, 225
前半月弁	103
仙尾関節	49
前腹部	74
前壁	74
腺房	165
前方挙上	34
前葉	185, 187
前立腺	180
前腕	29
浅掌動脈弓	110

そ

総肝管	161, 163
総肝動脈	106
双極細胞	218
総頸動脈	107, 114, 115
象牙質	148
総骨間動脈	110
総指伸筋	82
臓側胸膜	140
臓側心膜	140
臓側腹膜	166

総胆管	154, 155, 160, 161, 163, 164
総腸骨静脈	109, 113
総腸骨動脈	107, 111
総腓骨神経	209
僧帽筋	65, 70, 76, 82
僧帽弁	99, 102, 103
足根骨	56
側切歯	149
側頭下部	26
側頭筋	69
側頭骨	44, 45, 46
側頭枝	207
側頭頭頂筋	68
側頭部	26, 28
側頭葉	200
側頭連合野	201
側脳室	198
足背	27
側腹部	74
側方挙上	35
鼠径管	180
鼠径溝	27
鼠径靭帯	74, 86
鼠径リンパ節	123
咀嚼筋	68, 69
ソマトスタチン	189

た

第1小臼歯	149
第1大臼歯	149
第Ⅰ脳神経	204
大陰唇	176
大円筋	76, 83
第Ⅸ脳神経	205
大胸筋	64, 72
大頬骨筋	66
大口蓋孔	46
大後頭孔	46, 47
第Ⅴ脳神経	204
大鎖骨上窩	26, 28
第3大臼歯	149
第3脳室	198, 202
第3脳室脈絡叢	202
第Ⅲ脳神経	204
胎児	118
第Ⅺ脳神経	205
第12胸椎	29
大12指腸乳頭	154, 164
第Ⅻ脳神経	205
第Ⅹ脳神経	205
体循環	96
帯状回	199

大静脈孔	73	第7頸椎	29
大食細胞	121	第Ⅶ脳神経	205
大心臓静脈	101	第2小臼歯	149
大錐体神経	207	第2大臼歯	149
体性感覚野	201	第Ⅱ脳神経	204
体性神経	192	大脳	193, 196, 202, 203
大腿	27, 29	大脳鎌	116
大腿筋膜張筋	87	大脳基底核	198
大腿骨	43, 54, 57, 59	大脳縦裂	201
大腿骨頭靭帯	54	大脳動脈輪	114
大腿四頭筋	65, 86, 87	大脳皮質	200, 201
大腿静脈	109, 113	大脳辺縁系	198
大腿神経	209	第Ⅷ脳神経	205
大腿深動脈	111	胎盤	118, 119, 185
大腿直筋	87	大伏在静脈	109, 113
大腿動脈	107, 111	大腰筋	73, 75, 86
大腿二頭筋	65, 86, 88	第4脳室	202
大腸	142, 158	第4脳室脈絡叢	202
大殿筋	65, 76, 88	第Ⅳ脳神経	204
大転子	54, 57	大菱形骨	52
大動脈	96, 140	第Ⅵ脳神経	204
大動脈弓	98, 100, 107, 114, 119, 151	大弯	153
		唾液腺	145
大動脈弁	98, 100, 102	楕円関節	40, 42
大動脈裂孔	73	ダグラス窩	177
大内臓神経	210	多腹筋	64
大内転筋	86, 88	多裂筋	79

単球	121
短骨	62
短指屈筋	91
短指伸筋	90
短小指屈筋	84
男性生殖器	180
弾性板	120
男性ホルモン	187, 188, 190
胆石	161
淡蒼球	198
短橈側手根伸筋	82, 85
短橈側手根伸筋腱	85
短内転筋	86
胆嚢	142, 160, 161
胆嚢管	161, 163
たんぱく尿	171
短腓骨筋	87, 88
短母指外転筋	84
短母指屈筋	84
短母指伸筋	83, 85, 90
短母指伸筋腱	85

ち

知覚神経	192, 194
恥丘	176
恥骨	55, 177, 181
恥骨筋	86, 87
恥骨結合	55, 176
膣	177, 178
膣口	176, 177
膣前庭	176
緻密質	61
中間楔状骨	56
肘関節	36
中狭窄部	151
中頸神経節	210
中指	52
中耳	222
中斜角筋	71
中手骨	52, 85
中手指節関節	37, 52
中心窩	216
中心管	195
中心溝	200
中心静脈	162, 163
中心臓静脈	101
虫垂	125, 159
中枢神経	192
中枢神経系	213
肘正中皮静脈	112
中節骨	52, 56
中切歯	149

中足骨	56
中大脳動脈	114
中直腸横ヒダ	158
中殿筋	89
肘頭	53
中脳	197
中脳水道	202
中鼻甲介	130, 131
中鼻道	131
中膜	120
腸陰窩	157
聴覚	224
聴覚器	226
聴覚野	201
腸間膜	156, 166
蝶形骨	44, 46
蝶形骨洞	131
腸骨	55
長骨	62
腸骨筋	86
腸骨稜	29, 55
長指屈筋	88, 89, 91
長指伸筋	87, 88, 90
腸絨毛	154, 157
長掌筋	80
腸腺	157
長橈側手根伸筋	82, 85
長橈側手根伸筋腱	85
長内転筋	64, 86, 87
蝶番関節	40, 42
長腓骨筋	87, 88
長母指外転筋	83, 85
長母指外転筋腱	85
長母指屈筋	81, 84, 88, 89, 91
長母指屈筋腱	84, 91
長母指伸筋	83, 85, 88, 90, 91
長母指伸筋腱	85, 90, 91
腸腰筋	86, 87
腸肋筋	78, 79
直静脈洞	116
直腸	143, 159, 177, 181
直腸膨大部	158
チン小帯	216

つ

椎間円板	48
椎間関節	48
椎間孔	48
椎間板ヘルニア	48
椎弓	49, 195
椎孔	49
椎骨	48, 73, 75, 140, 166

椎骨静脈	117
椎骨動脈	107, 114, 115
椎前筋群	71
椎体	48, 49, 195
ツチ骨	222
蔓状静脈叢	182

て

手	29
DIP 関節	37
底屈	39
T 細管	93
T 細胞	121, 185
D 細胞	189
底側	31
テストステロン	190
手の骨	43, 52
δ 細胞	189
電解質コルチコイド	188
殿筋群	88
殿部	29

と

頭蓋腔	44
頭蓋骨	43, 44, 46, 203
頭蓋底	46
導管	145, 165
動眼神経	204, 211
橈屈	36
瞳孔	216
橈骨	43, 52, 53
橈骨手根関節	42, 52
橈骨静脈	112
橈骨神経	208
橈骨動脈	110
糖質コルチコイド	188
橈尺関節	36
導出静脈	203
豆状骨	52
頭側	31
橈側	31
橈側皮静脈	112
頭長筋	71
頭頂後頭溝	200
頭頂骨	44, 45, 46
頭頂部	26, 28
頭頂葉	200

頭頂連合野	201
糖尿病	165
頭板状筋	78
頭皮	203
頭部	27, 29
洞房結節	104, 105
動脈	106, 110, 114, 120
動脈管	119
動脈系	96
動脈弁	102
洞様毛細血管	163
トリプシン	165
トリヨードサイロニン	186

な

内果	57
内環状層板	61
内頸静脈	99, 116, 117, 122, 124
内頸動脈	114, 115
内肛門括約筋	158
内耳	223
内耳神経	205
内生殖器	178
内旋	35, 38, 39
内臓筋	94
内臓頭蓋	44
内側	31
内側腋窩隙	83
内側顆	57
内側筋群	79
内側楔状骨	56
内側広筋	87
内側側副靭帯	59
内側中葉区	137
内側直筋	216, 221
内側肺底区	137
内側半月	59
内側翼突筋	69
内腸骨静脈	109
内腸骨動脈	107
内転	35, 37, 38
内転筋群	86
内尿道括約筋	169
内尿道口	169
内腹斜筋	74, 75
内分泌器官	184
内包	201
内膜	120
内リンパ液	225
軟口蓋	144, 145, 150
軟骨	134, 222

軟膜 ……………………… 195, 203

に

肉離れ …………………………… 92
二酸化炭素 …………………… 138
二次卵胞 ……………………… 179
二頭筋 …………………………… 64
乳頭 …………………………… 146
乳頭筋 …………………………… 99
乳頭溝 ………………………… 147
乳糜槽 ………………………… 123
乳様突起 ………………………… 45
ニューロン …………………… 212
尿管 ………………… 169, 171, 180
尿管口 ………………………… 169
尿細管 ………………………… 172
尿細管極 ……………………… 174
尿生殖隔膜 …………………… 180
尿道 …………………… 169, 180
尿道海綿体 …………………… 181
尿道球腺 ……………………… 181
尿路 …………………………… 169
尿路結石 ……………………… 169

ね

ネフロン ……………………… 173
粘膜（消化管）………………… 151
粘膜下組織 …………… 151, 156
粘膜筋板 ……………………… 151
粘膜上皮 ……………………… 151

の

脳 …………… 192, 193, 196, 198,
　　200, 202
脳回 …………………………… 201
脳幹 ………… 193, 196, 197, 199
脳幹死 ………………………… 196
脳弓 …………………………… 196
脳溝 …………………………… 201
脳死 …………………………… 196
脳神経 ………… 193, 197, 204
脳脊髄液 ………………… 197, 202
脳脊髄液減少症 ……………… 203
脳底動脈 ……………………… 115
脳頭蓋 …………………………… 44
脳梁 ………………………… 197, 198
のど …………………………… 132

のどぼとけ	132, 135
ノルアドレナリン	188

は

歯	143, 144, 145, 148
肺	96, 136
パイエル板	125
肺区域	137
背屈	36, 39
肺循環	96
肺静脈	96, 97, 138, 139
肺尖	136
肺尖区	137
肺尖後区	137
背側	31
背側骨間筋	85
背側部	74
胚中心	126
肺底	136
肺動脈	96, 97, 119, 138, 139
肺動脈弁	98, 102
背部	29
肺胞	138
肺胞管	138
肺胞嚢	138
肺門	140
肺門部	134
排卵	179
薄筋	86, 87, 88
白質	195, 201
白線	74, 75
白膜	182
バソプレシン	187
白血球	121
鼻周期	131
ハバース管	61
ハムストリング	88
パラソルモン	186
半棘筋	79
パンクレオザイミン	185
半月ヒダ	159
半腱様筋	86, 89
伴行静脈	112
板状筋	78, 79
半膜様筋	86, 88

ひ

PIP関節	37
B細胞	121, 126
B細胞(ランゲルハンス島)	189

被殻	198	左半球	201
皮下脂肪	228	鼻中隔	131
皮下組織	228	尾椎	49
引き下げ	34	脾動脈	106
鼻腔	129, 130, 221	鼻軟骨	130
鼻甲介	130	泌尿器系	168
腓骨	43, 57, 59	皮膚	228
鼻骨	44, 130	鼻部	26
尾骨	49, 55	皮膚感覚器	230
腓骨筋群	86, 88	腓腹筋	65, 87, 88
尾骨神経	193	被膜(リンパ組織)	126, 171
腓骨動脈	107, 111	眉毛	220
鼻根筋	66	表皮	228
膝	27	ヒラメ筋	65, 87, 89
肘	27, 29	鼻涙管	221
皮脂腺	229		
皮質	188		
微絨毛	157	## ふ	
尾状核	198		
脾静脈	108	ファーター・パチニ小体	229, 230
皮静脈	112	ファーター乳頭	154, 164
尾状葉	160	フィラメント	93
ヒス束	104	フォルクマン管	61
鼻前庭	130	不規則形骨	62
脾臓	106, 125, 166	腹横筋	74, 75
腓側	31	腹腔	142
尾側	31		

腹腔神経節	210
腹腔動脈	106, 107
副交感神経	104, 192, 211
副甲状腺	184, 186
副甲状腺ホルモン	186
副細胞	152
副腎	184, 188
副神経	205
副腎静脈	188
副腎皮質刺激ホルモン	187
副膵管	154, 164
腹側	31
腹大動脈	97, 107, 119, 161, 166, 169
腹直筋	64, 75, 118
腹直筋鞘	74, 75
副鼻腔	131
腹部	27
腹部（食道）	151
腹壁	74
腹膜腔	166
腹膜垂	159
不随意筋	94
不整脈	105
付着肋骨	50
ブドウ膜	217
浮遊肋	50
プルキンエ線維	104
ブローカ野	201
プロゲステロン	185, 190
プロラクチン	187
吻側	31
噴門	153

へ

平滑筋	94
平衡感覚	224
平衡砂	225
平衡斑	225
閉鎖孔	55
β 細胞	189
壁細胞	152
壁側胸膜	140
壁側心膜	140
壁側腹膜	166
臍	119
ペプシノゲン	152
ヘモグロビン	121
弁（静脈）	120
変形性関節症	59
扁桃体	198, 199
扁平骨	62

ほ

ヘンレループ	173, 174
方形回内筋	81
方形葉	160
膀胱	169, 177, 180, 181
縫工筋	64, 86, 87
膀胱三角	169
傍細胞	152
傍糸球体装置	174
房室結節	104, 105
房室束	104
房室弁	102
帽状腱膜	67
紡錘状筋	64
膨大部	225
膨大部稜	225
ボウマン腺	227
ボウマン嚢	174
母指	52
母指球筋	84
母指対立筋	84
母指内転筋	84
骨	60
ホルモン	184, 186, 188, 190

ま

マイスネル小体	229, 230
マイボーム腺	220
マクロファージ	121
まつ毛	220
末梢神経	192, 194, 214
末梢神経系	213
末節骨	52, 56, 85
まゆ毛	220

み

ミエリン鞘	213
ミオシン	93
味覚器	226
味覚神経	226
右半球（大脳）	199
右リンパ本幹	123
味孔	226
味細胞	226
ミトコンドリア	93
耳	222
脈絡叢	197
脈絡膜	217, 220

| 味蕾 | 147, 226 |

む・め・も

無漿膜野	160
迷走神経	205, 211
メラトニン	185
メルケル小体	230
毛根	229
毛細血管	97, 124, 138, 139
毛細胆管	162, 163
毛細リンパ管	124
盲腸	159
毛包	228
網膜	217, 218, 220
網膜中心静脈	216
網膜中心動脈	216
毛様体	217, 220
毛様体小帯	216, 217
毛様体神経節	211
門脈	97, 108, 119, 160, 161, 163

ゆ

有郭乳頭	147, 226
有鈎骨	52
有頭骨	52
有毛細胞	225
幽門	153, 155
幽門括約筋	153
幽門腺	185
幽門部	153
輸出細動脈	174
輸出リンパ管	126
輸入細動脈	174
輸入リンパ管	126

よ

葉	136
葉間静脈	172
葉間動脈	172
葉気管支	135, 137
葉状乳頭	147
腰神経	193
腰神経叢	209
腰髄	193, 210

腰椎	49
腰部	29
腰方形筋	75
翼口蓋神経節	206, 211

ら

ライディッヒ細胞	190
ラムダ縫合	45
卵円孔	119
卵管	178
卵管峡部	179
卵管采	179
卵管腹腔口	179
卵管膨大部	178
卵管漏斗部	178
卵形嚢	225
ランゲルハンス島	165, 189
卵子	179
卵巣	177, 178, 179, 184, 190
ランビエ絞輪	213
卵胞	190
卵胞刺激ホルモン	187
卵胞ホルモン	190

り

梨状筋	89
立方骨	56
立毛筋	228
リパーゼ	165
菱形筋	77
輪筋層	151, 152, 153, 156
輪状靭帯	134
輪状軟骨	132, 133, 135
輪状ヒダ	154, 156
鱗状縫合	45
リンパ	122
リンパ管	122, 124, 126, 157
リンパ管弁	124
リンパ器官	124
リンパ球	121, 124, 126
リンパ小節	126, 157
リンパ節	124, 126

る

涙器	221
涙骨	44
涙小管	221

涙腺	221
涙点	221
類洞	163
涙囊	221
ルフィニ小体	230

肋骨	43, 50
肋骨弓	27, 51
腕神経叢	208
腕橈骨筋	65, 80, 82
腕頭静脈	99, 109, 117
腕頭動脈	107

れ・ろ・わ

レーシック	217
レンズ核	198, 201
肋硬骨	50
肋軟骨	50

参考文献

石川博,橋本尚詞,増田允 著『看護学入門 1 巻　人体のしくみと働き』メヂカルフレンド社
坂井建雄,松村讓兒 監訳『プロメテウス解剖学アトラス　解剖学総論/運動器系』医学書院
坂井建雄,大谷修 監訳『プロメテウス解剖学アトラス　頸部/胸部/腹部・骨盤部』医学書院
坂井建雄,河田光博 監訳『プロメテウス解剖学アトラス　頭部/神経解剖』医学書院
坂井建雄 他 著『系統看護学講座 専門基礎Ⅰ　人体の構造と機能［1］解剖生理学』医学書院
坂井建雄,橋本尚詞 著『ぜんぶわかる人体解剖図』成美堂出版
山田英智 監訳・石川春律,廣澤一成 訳『図解 解剖学事典』医学書院

●監修

坂井建雄 (さかい・たつお)
順天堂大学特任教授。1953年大阪府生まれ。東京大学医学部卒。東京大学医学部解剖学教室助手、助教授を経て現職。おもな研究は、人体解剖学、腎臓と血管・間質の細胞生物学、解剖学史など。著訳書に『人体観の歴史』(岩波書店)、『プロメテウス解剖学アトラス』(医学書院)、『カラー図解　人体の正常構造と機能』(日本医事新報社)など。

橋本尚詞 (はしもと・ひさし)
東京慈恵会医科大学客員教授。1956年奈良県生まれ。東京医科歯科大学歯学部卒、京都大学大学院修了。京都大学講師などを経て、現職。おもな研究は、組織構築・発生過程の三次元的解析など。著訳書に『プロメテウス解剖学アトラス　頸部／胸部／腹部・骨盤部』(医学書院)、『看護学入門1巻　人体のしくみと働き』(メヂカルフレンド社)など。

●解剖図イラストレーション

浅野仁志 (あさの・ひとし)
1958年宮城県生まれ。東京造形大学卒。科学雑誌「Newton」でサイエンスやメカニカル分野のイラストレーションを手がける。1986年からメディカル分野のイラストレーションを制作。おもな仕事に『ぜんぶわかる人体解剖図』(成美堂出版)など。公式HP http://asanono.com/

●編集・制作
小学館クリエイティブ(尾和みゆき)
河合佐知子

●本文デザイン
大崎善治

●表紙デザイン
高山芙由子

●企画・編集
成美堂出版編集部(原田洋介・芳賀篤史)

本書に関する最新情報は、下記のURLをご覧ください。
https://www.seibidoshuppan.co.jp/info/kaibo1205

パッと引けてしっかり使える 人体解剖用語ポケット事典
2022年11月20日発行

監　修	坂井建雄（さかいたつお）　橋本尚詞（はしもとひさし）
発行者	深見公子
発行所	成美堂出版 〒162-8445　東京都新宿区新小川町1-7 電話(03)5206-8151　FAX(03)5206-8159
印　刷	広研印刷株式会社

©SEIBIDO SHUPPAN　2011　PRINTED IN JAPAN
ISBN978-4-415-31014-5
落丁・乱丁などの不良本はお取り替えします
定価は裏表紙に表示してあります

- 本書および本書の付属物を無断で複写、複製(コピー)、引用することは著作権法上での例外を除き禁じられています。また代行業者等の第三者に依頼してスキャンやデジタル化することは、たとえ個人や家庭内の利用であっても一切認められておりません。